医院感染防控

操作实务

姬艳 ◎ 主编

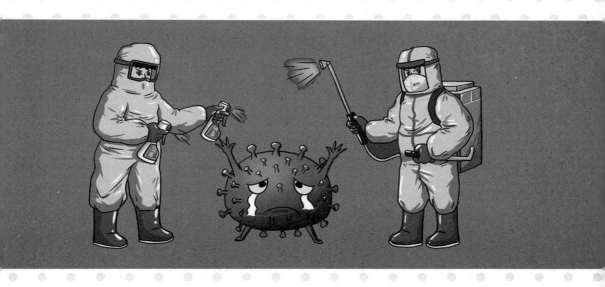

甘肃科学技术出版社

图书在版编目（CIP）数据

医院感染防控操作实务 / 姬艳主编. -- 兰州 ：甘
肃科学技术出版社，2022.10（2023.9重印）
ISBN 978-7-5424-2979-7

Ⅰ．①医… Ⅱ．①姬… Ⅲ．①医院－感染－预防（卫
生）②医院－感染－控制 Ⅳ．①R197.323

中国版本图书馆CIP数据核字（2022）第182114号

医院感染防控操作实务

姬 艳 主编

责任编辑 刘 钊
封面设计 孙顺利

出　版　甘肃科学技术出版社
社　址　兰州市城关区曹家巷1号　730030
电　话　0931-2131572(编辑部)　0931-8773237(发行部)

发　行　甘肃科学技术出版社　印　刷　三河市铭诚印务有限公司
开　本　787mm×1092mm　1/16　印　张　9.5　插　页　4　字　数　152千
版　次　2022年11月第1版
印　次　2023年9月第2次印刷
印　数　2501~3550
书　号　ISBN 978-7-5424-2979-7　　　定　价　98.00元

编 委 会

主　　编　姬　艳

副 主 编　周芬华　鲍美娟

编　　委（以姓氏笔画为序）

前　言

　　《基础护理技术》课程是护理专业的核心课程,既是护理专业的启蒙课程又是主干课程。通过课堂讲授、实操训练,培养学生临床护理思维、解决问题的能力和实际动手的能力。

　　目前职业防护知识在中职卫生学校教育教学中涉及较少,所用教材是原卫生部"十二五"规划教材(第二版)存在与临床实际脱节的问题。在目前背景下,基于医院感染防控工作的重要性和为学生进入临床打基础,对现有教材进行重新编制。将《第四章医院感染的预防与控制》,作为试点编制章节,主要变化是:第一章医院感染,增加医院感染临床诊断标准。第二章清洁、消毒、灭菌。在清洁、消毒、灭菌的方法中增加思维导图,并将操作流程进行整合;增加医院日常清洁、消毒、灭菌。第三章洗手与手的消毒。增加手卫生概念、洗手指征、外科洗手技术(附图片)、七步洗手法口诀(附图片)。第四章无菌技术。对操作流程进行精简整合。第五章隔离技术。增加隔离基本知识的概述、临床隔离种类及措施(医疗废物),隔离技术一节中增加穿脱防护衣操作流程。第六章消毒供应中心。内容扩增。新增第七章新型冠状病毒肺炎防护、第八章护士职业防护内容。在附录中补充与医院感染管理有关的主要法律法规、标准规范、管理条例,以及医疗新技术体外膜肺氧合。

本教材在编写过程中,与上海市公共卫生临床中心一线护理专家共同撰写,本着继承与创新的原则、团结协作、严谨求实、精益求精,深受编辑单位及同行的大力支持与协助,特此致以衷心的感谢!

　　虽然编者们在编写过程中付出辛劳,但是由于自身的能力和水平所限,有些地方未免有些不妥,希望广大的老师、同学、读者能够理解,诚望同道在阅读过程中不吝赐教,以臻完善。

姬　艳

2022年1月

目　录

第一章　医院感染

第一节　概　　述

一、医院感染的概念

医院感染(nosocomial infection)又称医院获得性感染。广义地讲,是指任何人(包括患者、陪护人员、探视者及医务人员)在医院内活动期间,因受到病原体侵袭而导致经诊断明确的感染或疾病。由于医院流动性大, 常常难以确定医院感染是否来自于医院,所以,狭义地讲,医院感染是指住院患者的感染。本书内容以狭义为主。

二、医院感染的内涵

(1)医院感染不仅仅是发生在医院内的感染,也包括患者出院以后才出现症状的感染,但不包括在住院期间已有的或已潜伏的感染。

(2)医院感染所涉及的对象包括一切在医院内活动的人员。但除患者外,其他人员流动性较大,院外感染因素较多,所以医院感染的主要研究对象是住院患者。

三、医院感染的分类

(一)病原体来源分类

1. 外源性感染

又称交叉感染,通过直接或间接的感染途径,将来自于患者体外的病原体传播给患者所引起的感染。

(1)直接感染:包括患者与患者互相之间、患者与医务人员之间的感染。

(2)间接感染:是通过水、空气、医疗器械等物品作为传播媒介的感染。

2. 内源性感染

又称自身感染,是由患者自身携带的病原体而引起的感染。在人的体内或是体表定植、寄生的正常菌群,正常情况下,正常菌群对人体无感染力,也不致病;但当人健康状况不佳、免疫功能低下,正常菌群就会发生移位,以及不合理使用抗生素时,也会导致感染。

(二)病原体种类分类

医院感染包括细菌感染、真菌感染、病毒感染、支原体感染、衣原体感染、立克次体感染、放线菌感染、螺旋体感染、寄生虫感染等。目前,医院感染主要是由细菌和真菌引起的。不同类型的感染可按不同的病原体进行分类,例如:绿脓杆菌感染、白假丝酵母菌感染、柯萨奇病毒感染、肺炎支原体感染、恙虫病立克次体感染、阿米巴原虫感染等。

(三)感染发生部位分类

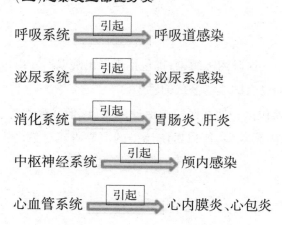

呼吸系统 —[引起]→ 呼吸道感染

泌尿系统 —[引起]→ 泌尿系感染

消化系统 —[引起]→ 胃肠炎、肝炎

中枢神经系统 —[引起]→ 颅内感染

心血管系统 —[引起]→ 心内膜炎、心包炎

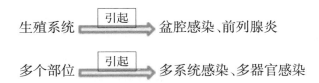

四、医院感染形成的条件

医院感染的形成要求具备三个条件,即感染源、传播途径、易感宿主(易感人群)。三者必须同时存在并相互联系构成感染链,感染即可发生。图 1-1。

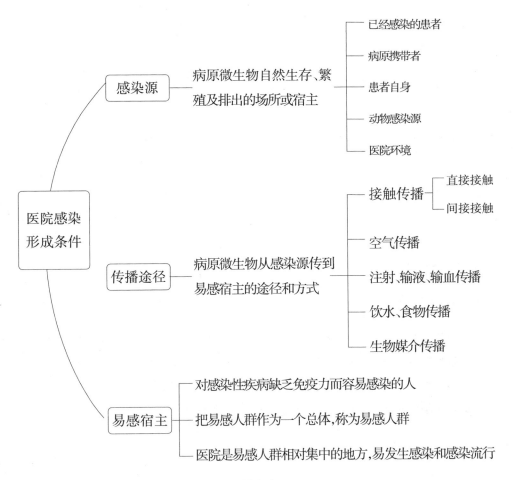

图 1-1

第二节　医院感染临床诊断

一、诊断标准

（1）感染无明确潜伏期，是在入院48h后发生。

（2）感染有明确潜伏期，是在入院开始超过平均潜伏期后发生的感染。

（3）本次感染与之前一次住院有直接关系。

（4）除了原感染病灶之外，在其他部位发生新的感染（除了长期感染的迁移病灶）。

（5）根据已知的病原体，又分离出新的病原体（不包括污染和原来的混合感染）。

（6）在分娩过程和产后新生儿获得的感染。

（7）在执行诊疗措施中激活潜在性的感染病灶，如疱疹病毒、结核杆菌等感染。

（8）医院医务人员在医院工作期间所获得的感染。

二、排除标准

（1）在开放的皮肤黏膜创面中，仅有细菌的定植，没有任何炎症反应。

（2）炎症表现不是由于创伤或非生物性因子刺激而产生的。

（3）新生儿通过胎盘获得的感染，在出生后48h内发病。

（4）在医院内患者原有的慢性感染发生急性发作。

第三节 医院感染的预防与控制

一、医院感染发生的原因

(一)自身机体因素

1. 生理因素

婴幼儿自身免疫系统发育不完善、防御功能低下；老年人脏器功能减退、抵抗力下降。这类人群在住院期间，个体抵抗力下降，免疫功能受损，从而导致医院感染的发生。如在月经期、妊娠期、哺乳期等特殊生理期，机体的免疫力降低，也是医院感染的高发期。

2. 病理因素

恶性肿瘤、血液病、糖尿病、肝病等疾病会导致患者对病原微生物的免疫力下降；如果是皮肤或黏膜受到损害，局部缺血、坏死组织、异物、血肿、渗出液等，都会导致细菌的生长和繁殖，造成医院感染。

3. 心理因素

人的情绪也可以影响机体免疫功能和抵抗力。健康者应提高机体的免疫功能，减少医院感染的机会。

(二)机体外在因素

1. 诊疗活动

现代诊疗技术推动医学发展，也增加了医院感染的危险性。各种先进诊疗技术的应用与推广，如器官移植、中心静脉插管、气管插管、内镜、穿刺针、血液净化、机械通气等，把致病微生物带入机体，破坏机体皮肤和黏膜的屏障功能，损害了机体的防御系统，导致医院感染的发生。

2. 易感人群

恶性肿瘤放疗、化疗患者；使用皮质激素、各种免疫抑制剂的患者，降低了机体的防御和免疫系统功能,增强了易感性。

3. 抗菌药物

患者在疾病治疗过程中,不合理应用抗菌药物,机体内正常菌群遭到破坏,造成机体菌群失调以及二重感染。

4. 医院环境

各类患者聚集在医院,所处环境容易受到病原微生物的污染,在医院里,病原微生物毒力和侵袭性增强,这是医院感染的共同来源,增加了医院感染发生的概率。

5. 管理机制

医院感染管理制度不健全;对医院感染的相关知识认识不足,制度执行不严格、监管不到位等都会影响医院感染的发生。

二、医院感染的预防及控制

(一)建立医院三级监控体系

2001年国家卫生部颁布的《医院感染管理规范(试行)》,各级各类医院应根据本院的规模、性质设置医院感染管理机构或专职人员,由兼任医院感染管理委员会主任的院长或副院长直接领导。

(1)300张床位以上的医院设医院感染管理科,300张床位以下的医院应配备医院感染管理专职人员。

(2)医院感染管理专职人员的配备:1000张床位以上的大型医院不得少于5人,500张床位以上的医院不得少于3人,300～500张床位的医院不得少于2人,300张床位以下的医院不少于1人。

2019年《医疗机构感染预防与控制基本制度(试行)》,明确感控组织体系的管理层级与责任主体。管理层级有"医疗机构、感控管理部门和临床科室"三级管理和"医疗机构、临床科室"二级管理两种基本模式,后者主要适用于依规定可不设置独立感控管理部门的医疗机构。采用二级管理模式的医疗机构应当设置专(兼)职感控管理岗位。

(二)健全落实医院各项规章制度

1. 管理制度

消毒隔离制度、清洁卫生制度、感染管理报告制度、供应室物品消毒灭菌制度,以及患者入院、住院、出院三个阶段的随时、终末和预防性消毒制度,是医院感染管理相关的主要制度。

2. 监测制度

定期监测医院内空气及各种物体表面的细菌总数、种类及其动态变化。它包括:①环境卫生学监测。②消毒灭菌效果的监测。③对感染高发科室的监测。

3. 消毒质量控制标准

按照国家卫生行政部门所规定的《医院消毒卫生标准》执行,如空气的消毒、医护人员的手消毒、术前的手消毒、物体表面的消毒、各种管道装置的消毒等均应符合相关标准。

(三)合理构建医院建筑布局

医院的建筑布局应符合消毒隔离规范的要求,有利于消毒隔离,如门诊部各功能科室的设置应符合患者就诊的流程,就诊患者单向流动,避免患者之间来回交叉接触;门诊和病区中设置足够的洗手设备,便于医务人员和患者随时洗手。

(四)加强医务人员监测

人员监测的主要目的是控制感染源和易感人群。针对易感患者,应仔细检查和明确患者的潜在病灶和带菌状态,及时给予治疗或采取保护性隔离和选择性去污措施,控制内源性感染的发生。医务人员也要定期进行健康检查。

(五)合理使用抗生素

严格遵循抗生素的使用指征,应根据药敏试验结果选择抗生素,尽量避免使用广谱抗生素,采用准确的剂量、选择最适宜给药途径和规范用药疗程,不宜预防性使用抗生素。

(六)强化医院感染控制的职责

加强医院感染学教育,提高医务人员的理论和技术水平,强化预防和控制医院感染的自觉性,在各个环节上从严把关,履行在医院感染管理中的职责;掌握医院感染诊断标准;发现医院感染病例,应及时送病原学检查、查找感染链、积极治疗患者、如实填写报告;参加预防和控制医院感染的知识技能培训;掌握自我防护知识,预防锐器刺伤,正确进行各项技术操作等。

(邹卫林)

第二章 清洁、消毒、灭菌

清洁、消毒、灭菌是预防和控制医院感染的重要措施,包括医院环境的清洁、消毒,诊疗器械、用具及一般物品的消毒和灭菌等。各种消毒灭菌方法的正确运用是确保消毒、灭菌效果的关键。

第一节 概　　述

一、概念

(1)清洁:是清除物体表面的污垢、尘埃和有机物,以去除和减少微生物的方法。

(2)消毒:是用物理或化学方法清除或杀灭所有病原微生物,不包括芽孢,从而达到从数量上减少到无害化的方法。

(3)灭菌:是用物理或化学方法杀灭所有微生物,包括致病和非致病微生物、细菌芽孢和真菌孢子的方法。

二、医院物品的危险性分类

医院的诊疗器械及一般用品按污染后可造成的危害程度和与人体接触部位

的不同分为：

1. 高度危险性物品

凡是穿过皮肤、黏膜进入无菌的组织或器官内部的器械，或与破损的组织、皮肤黏膜密切接触的器材和用品，均为高度危险性物品，包括各种手术器械、注射器、输液输血器、血液和血液制品、脏器移植物等。

2. 中度危险性物品

仅与皮肤、黏膜接触，而不进入无菌组织内的物品为中度危险性物品。包括体温计、血压计、压舌板、胃肠道内窥镜、呼吸机管道、麻醉机管道、便器等。

3. 低度危险性物品

不进入人体组织，不接触黏膜，仅直接或间接与皮肤相接触的物品为低度危险性物品，包括毛巾、口罩、衣服、被褥等。

三、医院选择消毒灭菌的原则

（一）根据物品污染后的危害程度选择消毒灭菌方法

（1）高度危险性物品：必须灭菌，以杀灭一切微生物，其灭菌指数达到 10^6。灭菌方法首选压力蒸汽灭菌。

（2）中度危险性物品：选择高效或中效消毒法，以达到消毒效果。要求消毒指数达到 10^3 以上，即对病原微生物的杀灭率≥99.9%，对自然污染的微生物杀灭率≥90%。

（3）低度危险性物品：选择低效消毒法消毒或做一般清洁处理，仅在特殊情况下，才做特殊处理。

（二）根据污染微生物的种类和数量选择消毒灭菌方法

（1）灭菌法或高效消毒法：细菌芽孢、真菌孢子、分枝杆菌和经血液传播病原体（乙型肝炎、丙型肝炎、艾滋病毒）等污染的物品，应予以选择。

（2）中效消毒法：致病性细菌、真菌、亲水性病毒、螺旋体、支原体、衣原体污染的物品，应予以选择。

（3）中效或低效消毒法：一般细菌和亲脂病毒污染的物品，应予以选择。

（4）对存在较多有机物的物品或污染特别严重的物品消毒时，应加大消毒药剂的使用剂量，或者延长消毒作用时间。

四、根据消毒物品的性质选择消毒灭菌方法

（1）耐高温、耐潮湿的物品和器材，应首选压力蒸汽灭菌法或干热灭菌法。

（2）不耐热、忌湿的物品和贵重物品，可选择环氧乙烷或甲醛气体消毒灭菌。

（3）金属器械的浸泡灭菌，应选择腐蚀性小的灭菌剂。

（4）对物体表面的消毒，应考虑表面的性质，光滑表面可选择紫外线等辐射的方法或用消毒液擦拭，多孔材料的表面可选择喷雾消毒法。

五、严格遵守消毒程序

凡与患者接触或被患者的排泄物、分泌物、血液污染的物品，均应先消毒，后清洗，再选择合理的消毒灭菌方法进行消毒或灭菌（消毒—清洗—消毒—灭菌）。

六、严格执行消毒管理规定

使用经卫生行政部门批准的消毒药械，并按照批准使用的范围和方法在医疗卫生机构和疫源地集中消毒，一次性使用的医疗器械、器具不得重复使用。

第二节　医院日常的清洁、消毒、灭菌

一、预防性消毒和疫源性消毒

1. 预防性消毒

它是指在尚未发现感染性疾病的情况下，对可能被病原微生物污染的环境、物品、人体等进行消毒，以及对粪便及污染物的无害化处理。

2. 疫源性消毒

它是指在有感染源的情况下所进行的消毒。疫源性消毒措施包括随时消毒和终末消毒。

（1）随时消毒：是指直接在患者或带菌者周围进行的消毒，随时杀灭或清除感染源排出的病原微生物，如患者入院及住院期间的卫生处置，接触患者或污染物品后的消毒洗手等。

（2）终末消毒：是指感染性疾病患者出院或死亡后，对患者及其所住病室、用物、医疗器械等的消毒。

二、医院环境的清洁与消毒

（一）医院环境的清洁与消毒

它是预防和控制医院感染的基础。医院建筑物周围的环境要清洁，应消除积水，消灭蚊蝇滋生地，清除垃圾，特殊污染的局部地面及空间，可用化学消毒剂喷洒，医院门诊、病室的每个部位均要做好清洁卫生并进行必要的消毒。

（二）空气净化

用物理、化学及生物的方法，使室内空气中的含菌量尽量减少到无尘、无菌状态，称为空气净化。其措施有：

（1）控制感染源，减少探视、陪护人员。

（2）环境湿式清扫。

（3）环境定时通风换气。

（4）合理安排清洁卫生时间和患者诊疗时间。

（5）空气消毒：可采用紫外线灯照射、臭氧消毒、化学消毒剂喷雾或熏蒸等方法。此外，手术室、器官移植室、制剂室的室内空气可采用生物净化法使空气净化。

三、医疗器械的清洁、消毒、灭菌

医疗器械是导致医院感染最主要的传播媒介之一，所有医疗器械必须根据医院用品的危险性分类及其消毒灭菌原则进行严格的清洁、消毒或灭菌处理。

四、被服类的消毒

所有患者用过的衣服、被褥可集中送被服室，经环氧乙烷气体灭菌后，再送洗衣房清洗备用。无条件采用环氧乙烷灭菌的，可根据不同的物品采用不同的方法消毒：

（1）棉织品如被单、病号服等可用消毒剂浸泡消毒或高温消毒。

（2）棉胎、枕芯、床垫等可用日光曝晒、紫外线照射、消毒剂气体熏蒸消毒。

（3）感染患者的被服应与普通患者的被服分开清洗、消毒。

（4）工作人员的工作服和值班室的被服应与患者的被服分开清洗和消毒。

五、皮肤、黏膜的消毒

皮肤和黏膜是人体的防御屏障，其表面附着有一定数量的微生物，其中包括致病菌和条件致病菌。患者的皮肤和黏膜的消毒应根据不同的部位和消毒要求选择消毒剂，医务人员的手是传播病原菌最重要的媒介，医务人员应严格按要求洗手和消毒双手。

六、清洁、消毒、灭菌效果的监测与评价

（1）消毒灭菌效果的监测是评价消毒灭菌方法是否合理、效果是否可靠的重要手段。医院常用消毒灭菌效果的监测与评价方法及标准（表2-1）。

表 2-1　各类环境空气、物体表面、医务人员手消毒卫生标准

环境类别	所涉范围	标准（cfu/cm²）		
		空气	物体表面	医务人员手
Ⅰ类	层流洁净手术室、层流洁净病房	≤10	≤5	≤5
Ⅱ类	普通手术室、产房、婴儿室、早产儿室、普通保护性隔离病室、供应室无菌区、烧伤病房、ICU	≤200	≤5	≤5
Ⅲ类	儿科病室、妇产科检查室、注射室、换药、供应室、清洁区、急诊室、化验室、各类普通病房和诊室	≤500	≤10	≤10
Ⅳ类	传染科病房	-	≤15	≤15

另外，不得检出乙型溶血性链球菌、金黄色葡萄球菌及其他致病性微生物；母婴同室、早产儿室、婴儿室、新生儿室及儿科病室的物品表面和医务人员的手上，不得检出沙门氏菌。

（2）医疗用品消毒效果监测

进入人体无菌组织、器官，或接触破损皮肤、黏膜的医疗用品必须无菌，不得检出任何微生物：接触黏膜的医疗用品细菌菌落总数应≤20cfu/g 或 100cm²≤

20cfu,不得检出致病性微生物;接触皮肤的医疗用品细菌菌落总数应≤200cfu/g 或 100cm²≤20cfu,不得检出致病性微生物。

（3）消毒液的监测

定期测定消毒液中的有效成分,应符合规定的含量;使用中的消毒液含菌量 应≤100cfu/ml,不得检出致病性微生物;无菌器械保存液必须无菌生长。

（4）餐具消毒效果监测

采用灭菌滤纸片在消毒后、使用前对餐具进行检测,如细菌总数≤5cfu/cm², 未检出大肠杆菌,HbsAg 阴性,并且未检出致病菌,则为消毒合格。

第三节　清洁、消毒、灭菌的方法

一、医院常用的清洁方法

（1）医院常用的清洁方法有水洗、机械去污和去污剂去污。

适用于医院地面、墙壁、家具、医疗护理用品等物体表面的处理以及物品消 毒灭菌前的处理。

（2）医院常见污渍的去除方法（表 2-2）。

表 2-2　医院常见污渍的去除方法

项目	方法
碘酊污渍	乙醇擦拭
甲紫污渍	乙醇或草酸溶液擦拭
陈旧血迹	过氧化氢溶液擦拭
高锰酸钾污渍	维生素 C 溶液擦洗
铁锈污渍	热醋酸浸泡
墨水污渍	氨水或过氧化氢溶液褪色

二、常用消毒灭菌方法(图 2-1)

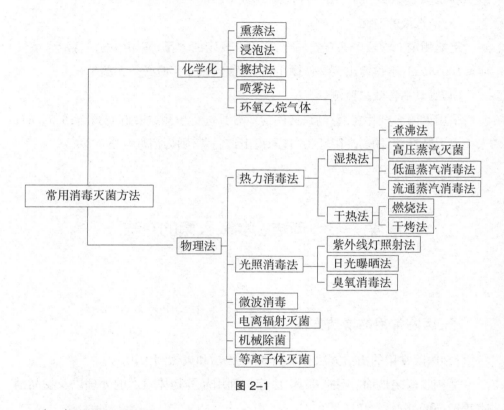

图 2-1

(一)物理消毒灭菌法

物理消毒灭菌法是利用物理因素将微生物清除或杀灭的方法,如热力、辐射、电离辐射、过滤等。

1. 热力消毒灭菌法

热力消毒灭菌法是一种应用最早、最可靠、应用最广泛的一种杀菌方法,它通过高温作用破坏微生物的蛋白、核酸、细胞壁、细胞膜,从而导致微生物变性、失活或死亡。它有两种类型:干热法和湿热法。

(1)干热消毒灭菌法:是相对湿度为低于 20% 的高热。干热是通过空气传导的,传播速率比较缓慢,因此,杀菌需要的温度高、时间长。

①燃烧法:操作简单、快速、彻底。一般用于敷料处理和其他有污染、无保留价值的物件,如污染纸张、医疗废物、病理标本、耐高温金属、搪瓷等器具,都可以

采用燃烧方法进行消毒。

方法：

A. 器械类：放在火焰上烧灼 20s。

B. 容器类：在容器中加入适量的 95% 乙醇，缓慢地旋转，让乙醇在容器中均匀地分布，然后点燃直到熄灭。时间应超过 3min，或烧至炽热、发红。

C. 培养管：将培养管打开或关闭时，将塞子和试管口置于火焰上烧灼，反复转动 2~3 次。

D. 对有特殊感染的敷料及不具保留价值的物品，可直接投入焚化炉中进行焚化。

注意事项：

A. 严禁在燃烧时加入乙醇，否则会造成火焰的上窜，造成烧伤和着火。

B. 严禁在使用过程中使用氧气、汽油、乙醚等易燃易爆物品。

C. 对重器械及剪刀等尖锐的器械，不宜采用燃烧法灭菌，避免造成设备的损坏或使刀片锋刃变钝。

②干烤法：使用专用干烤箱进行加热，以达到消毒或杀菌的目的。用于不变质、不损坏、不蒸发的物品，如油剂、粉剂、软膏、金属、玻璃、搪瓷等（表 2-3）。

表 2-3　干烤消毒灭菌的温度及时间要求

消毒灭菌效果	温度	时间
消毒	120℃~140℃	10~20min
灭菌	160℃	2h
	170℃	1h
	180℃	30min

（2）湿热消毒杀菌法：湿热是指通过空气和蒸汽进行传热，具有较高的热传导率和较高的穿透性，相对于干热法，需要的温度低、时间短。

①煮沸消毒法：是一种在家庭和一些基层卫生机构中广泛使用的杀菌方法。该方法简单方便、经济实用，适用于搪瓷、金属、玻璃、餐饮具、橡胶等耐湿、耐高温物品。

方法:

将所有物品清洗,浸泡于水中,将水煮至 100℃,保持 5~10min 即可完成杀菌;大部分细菌芽孢在煮沸 15min 后会被杀灭,一些耐热能力较高的细菌需要煮上更久,而肉毒杆菌则需要煮 3h 以上。

注意事项:

A. 在煮沸之前,把所有的物品都清洗,全部浸没在水中,水面的高度应该在物品的最高点 3cm 以上。不要放置太多的物品,一般不超过容器的 3/4;轴节的器械和有盖子的容器要敞开,不能将碗和盆叠放,不透水的物品要竖着放。

B. 在水煮沸后开始计消毒时间,如在此过程中添加任何物品,应在第二次煮沸后再进行计时。

C. 放置时间:玻璃类物品应在冷水或温水中放入,橡胶类物品待水沸后放入,煮 3~5min 取出。空腔导管应在腔内充满水。

D. 水的沸点受大气压影响,在高山地区,海拔增加 300m,煮沸时间应延长 2min,或使用压力锅煮沸。

E. 在水中加入碳酸氢钠,配制浓度 1%~2%,可以使水的沸点达到 105℃,除增强杀菌效果外,还有去污、防锈的作用。

F. 在消毒结束后,应立即将物品取出,放入无菌的容器中,在规定的时间内使用。4h 之内未用,则必须重新煮沸消毒。

G. 煮沸消毒法不可用于手术器械设备。

②压力蒸汽灭菌法:采用高温饱和蒸汽对所有微生物及其芽孢进行杀灭,具有较好的灭菌效果,是目前常用的物理灭菌方法。适用于高温、高压、潮湿的物体,如各种器械、敷料、橡胶、玻璃制品和溶液。

分类:

压力蒸汽灭菌器:目前医院常用的压力蒸汽灭菌器有下排气式压力蒸汽灭菌器和预真空压力蒸汽灭菌器两类,下排气式压力蒸汽灭菌器又包括手提式和卧式两种(表 2-4),其中手提式,便于携带,使用方法简易,适用于基层医疗单位。

注意事项:

A. 安全的操作:操作人员要经过专门训练,合格后才能上岗;严格遵守操作规程,设备运行前每日进行安全检查并预热,预真空灭菌器每日开始灭菌运行前

表2-4 压力蒸汽灭菌器参数

类别	原理	物品类别	压力(kPa)	温度(℃)	时间(min)
下排气式	利用重力置换,蒸汽自上而下排出	敷料器械	102.9	121	30
			102.9	121	20
预真空式	负压作用下,蒸汽迅速穿透物品	敷料器械	205.8	132~134	4

还应空载进行 B-D 试纸测试。

B. 合理的包装:物品在包装之前必须进行清洁和干燥,包装材料必须具有良好的透气性,但不能透过微生物,通常使用的是脱脂棉布、专用包装纸、有通气孔的器具;卧式灭菌器物品包装不超过 30cm×30cm×25cm;预真空灭菌器中的物品包的容积为 30cm×30cm×50cm,器械包的重量不能大于 7kg,敷料包的重量不能大于 5kg;物品包装不能捆扎太紧,要在包内放置化学指示卡,在包外贴化学指示胶带。

C. 正确的装载:用专门的灭菌架子或篮子盛放灭菌用品,灭菌包间要留出一定的空间;宜将相同材料的物品放在同一批消毒,如果材料不同,则用金属、搪瓷等材料垂直放置;卧式灭菌柜的装载量不得超过容积的 80%,预真空灭菌箱的装载量不得超过容积的 90%,但不得少于 10%。

D. 严密的观察:灭菌过程中应时刻注意温度和压力,并精确地计时,加热速度不能太快,只有在温度满足条件时才开始计算灭菌时间。

E. 灭菌后卸载:将灭菌器温降至室温,压力表处于"0"位置,待物品冷却时间>30min 时取用;对每一批物品的灭菌进行合格检查,如灭菌不彻底或有可疑的污染,则不得使用;快速压力蒸汽灭菌后的物品必须在 4h 内使用,不能储存。

F. 监测灭菌效果:

a. 物理监测法:将留点温度计的水银柱甩至 50℃以下,放入灭菌包内,待灭菌后检查读数,看是否达到灭菌温度。

b. 化学监测法:是目前广泛使用的常规监测手段。主要是通过化学指示剂的化学反应,以及灭菌后的色泽变化来判断是否符合灭菌标准。常用化学指示胶带法。使用时将其粘贴在需灭菌物品的包装外面,也可选用化学指示卡(管),放在无菌包内的中央位置。

c. 生物监测法:最可靠的监测方法是生物监测。按照《消毒技术规范》的规定,将嗜热脂肪杆菌芽孢菌片制成标准生物测试包,对灭菌器的灭菌质量进行生物监测。

③低温蒸汽消毒法:将蒸汽输入预先抽空的压力蒸汽灭菌锅内,控制其温度在 73℃ ~ 80℃,持续 10 ~ 15min 进行灭菌,能杀灭细菌繁殖体,但不能杀死芽孢。此方法主要用于不耐高热的物品,如内窥镜、塑料制品、麻醉面罩、橡胶制品等的消毒。用于乳类和酒类的消毒, 也称为巴氏消毒, 将液体加热到 61.1℃ ~ 62.8℃,保持 30min。

④流通蒸汽消毒法:又称常压蒸汽消毒法。是在 1 个大气压下,用 100℃左右的蒸汽进行消毒。消毒的时间应从水沸腾后算起, 维持 15 ~ 20min, 要求在 80% ~ 100%的相对湿度下,15 ~ 20min,能杀灭细菌繁殖体,适用于医疗器械。

2. 光照消毒法

(1)日光曝晒法:日光具有热、干燥、紫外线等作用,具有一定的杀菌力,常用于床垫、毛毯、棉胎、衣物、书籍等。

方法:

将物品置于太阳下曝晒 6h,2h 翻转一次, 以保证物品的各个侧面都能得到日光的照射。

(2)紫外线消毒法:紫外光是一种人造的低压汞石英灯,充电后,汞气化产生紫外线,5 ~ 7min 后,被紫外线辐射的氧电离,形成臭氧,从而提高杀菌的效率。紫外线的杀灭效果与其波长有关,最佳的杀菌波长为 250 ~ 270nm(杀菌力最强 253.7nm)。

①紫外线灯分类:紫外线灯有普通直管热阴极低压汞紫外线消毒灯、高强度紫外线消毒灯、低臭氧紫外线消毒灯和高臭氧紫外线消毒灯四种。紫外线消毒器是采用臭氧紫外线杀菌灯制成的,主要包括紫外线空气消毒器、紫外线表面消毒器和紫外线消毒箱三种。

②紫外线杀菌机制:

A. 破坏细菌 DNA,使细菌丧失转化功能,从而导致细菌死亡。

B. 通过破坏菌体蛋白质中的氨基酸,使其发生光解和变性。

C. 抑制细菌中的氧化酶活力。

D. 紫外光能把空气中的氧离子化为臭氧,产生强烈的杀菌效果。

E. 紫外线可以杀灭多种微生物,但杀菌效果不一样。

F. 紫外线的辐射能较低,穿透性较差,不能穿透液体、玻璃、灰尘、纸张等,只能杀死接触到的微生物。

③紫外线灯使用方法:使用时可采用悬吊式灯管照射、移动式灯架照射和紫外线消毒箱照射。

A. 空气消毒:消毒前做好室内清洁卫生工作,减少尘埃和水雾,关闭门窗,人员停止走动。在室内无人的情况下,也可用悬吊式或移动式紫外线灯直接照射。紫外灯安装的功率为≥1.5W/m³,有效距离不超过 1.8～2.2m,照射时间≥30min。

B. 物品消毒:采用手提式紫外线消毒仪或悬挂式紫外线灯进行近距离照射;可将小型物品置于紫外线灭菌箱中进行照射;在消毒过程中,要把物品展开或悬挂起来,这样可以减小遮挡范围,增加照射面积,被消毒的物品必须定时翻动,使其表面受到直接照射。有效距离为 25～60cm,照射时间≥30min。

C. 液体消毒:可采用水内照射法或水外照射法,紫外光源必须装有石英玻璃保护罩,水层厚度应<2cm,并按照紫外线辐照的强度确定水流速度。

④注意事项:

A. 保持灯管清洁:使用有 70%～80%乙醇的毛巾或棉球擦拭,以清洁灯管表面,每周 1 次。如果发现灯管表面有灰尘和油污,应及时擦拭。

B. 消毒环境合适:清洁、干燥,电源电压 220V,温度 20℃～40℃,相对湿度 40%～60%;如果气温太低或者相对湿度过高,则需要适当的延长光照时间。

C. 正确计算和记录消毒时间:从灯亮 5～7min 后开始计消毒时间,建立时间登记卡,如超过 1000h,应及时更换灯管。在关灯后需要再次开启,应隔 3～4min。

D. 有效的防护:紫外线对人体的眼睛和皮肤有很强的刺激性,在被照射期间,人必须立即离开室内,并在需要的时候戴上防护眼镜、穿戴防护服、用纱布遮住眼睛、用被子盖住裸露的四肢,在照射后打开窗户进行 3～4min 的通风。

E. 定期监测:为了确保消毒的有效性,必须定期对灯管的辐照强度和杀菌作用进行检测。至少每年标定 1 次灯管照射强度,一般 30W 直管式新灯的辐射强度必须≥90μW/cm²,在使用中必须达到≥70μW/cm²,而 30W 高强度新灯的辐射强度应该≥180μW/cm²。

a. 物理监测法:开启紫外线灯 5min 后,将紫外线辐照计置于所测紫外线灯下正中垂直 1m 处,当仪表处于稳定状态时,其辐射强度就是灯管的辐射强度。

b. 化学监测法:打开紫外线灯 5min 后,将紫外线灯强度辐射指示卡置于紫外线灯下正中垂直 1m 处,照射 1min 后,判断辐照强度。

c. 生物监测法:一般每月 1 次,通过对空气和物体表面的取样,检测细菌的菌落数,判定消毒的效果。

(3)臭氧灭菌灯消毒法:是一种新型的臭氧发生器,通过电场将室内的氧转换为高纯度的臭氧。臭氧的稳定性很差,在室温下会自行分解成氧气,因此,不能进行瓶装生产,必须现场生产使用。臭氧是一种广谱的杀菌剂,能杀灭细菌的繁殖体、芽孢、病毒、真菌,并能破坏肉毒毒素。主要用于空气、水和物品的表面消毒。

方法:

①室内空气消毒:应关闭门窗,无人时,应使用 20mg/m³ 的臭氧浓度,保持 30min。适用于手术室、病房、工厂的无菌车间的空气消毒。

②水消毒:按照厂家产品说明书的规定,根据不同的地点进行消毒。

③物体表面消毒:在封闭的环境中,60~120min 的臭氧浓度为 60mg/m³。

注意事项:

①臭氧危害人体健康,中国对空气中的臭氧浓度含量要求≤0.16mg/m³。

②臭氧的氧化能力很强,能对很多物品造成损坏,而且随着臭氧浓度的增加,对物品的损坏也越大。

③臭氧的消毒效果受温湿度、有机物、水的浑浊度、pH 值等诸多因素的影响。

④在空气灭菌后,必须打开窗户,保持至少≥30min 的通风时间。

3. 电离辐射灭菌

又称为"冷灭菌",它是由放射性核素 ^{60}Co 辐射出的高频 γ 射线或由电子加速器发出的高能电子束通过对物品的穿透进行灭菌。该方法具有广泛的杀菌效果,适用于橡胶、塑料、高分子聚合物(如一次性注射器、输血器)、生物医学制品、避孕用具、金属等。

注意事项：

(1)应机械传送物品，以免放射线损伤身体。

(2)为了保持 γ 射线的杀菌作用，必须在有氧环境下进行灭菌。

4. 微波消毒灭菌法

它是一种具有高频率、短波长和高穿透力的电磁波。它具有节能、无污染、作用快、温度低等优点，在高频率的交流电磁场中，物品内的极性分子会产生极化而快速移动，并不断改变方向、相互摩擦，导致温度急剧上升，从而达到杀菌和灭菌的目的。微波可杀灭所有微生物，包括芽孢。通常被用来消毒餐具，常用于处理食品、餐具、医疗文件、药品和耐热的非金属器具。

注意事项：

(1)对人体有害，应尽量避免长时间的小剂量或大剂量的辐射。

(2)不使用金属容器来盛放物品；物品的高度不得超过柜体空腔的 2/3；宽度不能超出转盘的外周，不能与设备的四壁相接触。

(3)微波对热量的影响要求较高，要消毒的物品必须浸泡在水里或用湿布包裹。

(4)消毒的物品必须是较小的或较薄的。

5. 过氧化氢等离子体灭菌法

它是一种新的低温灭菌技术，目前大多数使用的是过氧化氢蒸气低温等离子体灭菌器。它有很强的杀菌作用。适用于电子仪器、光学仪器等不耐高温、不耐潮湿的医疗器械。灭菌条件：当过氧化氢浓度 >6mg/L 时，在灭菌腔壁温度 45℃ ~ 65℃ 的条件下，灭菌时间为 28 ~ 75min。

注意事项：

(1)不适用的灭菌物品：吸收液体的物品或材料，含纤维素的材料或其他含木浆的物品、封闭的内腔、液体粉末、一次性物品、植入物，不能承受真空的设备。

(2)在装载前，所有物品必须正确清洗和保持干燥，使用专门的包装材料和容器。

(3)灭菌包不能叠放，与灭菌腔的内壁无任何接触。

(4)灭菌效果监测：

①物理监测法：连续监测时应每次记录灭菌周期的灭菌参数，符合灭菌器使

用说明或操作手册要求。

②化学监测法:通过观察包内包外化学指示物的颜色变化,以判定灭菌是否合格。

③生物监测法:以嗜热脂肪杆菌或枯草杆菌的黑色变种芽孢为生物指示剂,每日进行1次灭菌循环的测定。

6. 机械除菌

机械除菌是指用机械的方法,如冲洗、刷、擦、扫、抹、铲除、过滤等,除掉物品表面、水、空气、人畜体表的有害微生物,以减少微生物的数量和感染的机会,如医院中的手术室、ICU、产房、母婴室、保护性隔离室及制剂室等采用的层流通风、过滤除菌法均属于机械除菌法。

7. 过滤除菌法

采用生物净化技术,除掉空气中 $0.5 \sim 5 \, \mu m$ 的微尘,从而达到净化空气的目的。一般采用层流通风和过滤除菌法。层流通风主要是将室外空气从孔径 $< 0.2 \, \mu m$ 高效过滤器中经过,用物理阻留、静电吸附等方法将室内空气中的微生物清除干净。凡是在通风设备上安装有高效率的空气滤清器的,称为"生物清洁室"。主要用于手术室、烧伤病房、器官移植病房等保护性区域。过滤除菌是指用一定孔径的滤料对被消毒的介质进行过滤,以除去气体和液体中的微生物,但不能将微生物杀灭。

(二)化学消毒灭菌法

化学消毒灭菌是利用化学药物对微生物进行杀灭的方法。凡不宜采用热力消毒灭菌的物品,可以选择对患者皮肤、黏膜、排泄物、周围环境、光学仪器、金属锐器、塑料制品等进行消毒。

1. 消毒剂的选择及分类

(1)选择消毒剂的原则:

①消毒效果好,可迅速杀灭细菌及其芽孢、病毒。

②无腐蚀性,不会导致消毒物品的腐蚀和损坏,不会缩短其使用寿命。

③对皮肤无刺激性,不引起皮肤过敏反应。

④经济实用,成本低,可大量采用。

⑤稳定性好,与其他物质(如酸、碱、有机物等)接触不改变其原有性质。

⑥残留量低,使用后易于清除消毒物品上的残留药液。

(2)消毒剂分类:根据化学消毒剂消毒效果的强弱可分为四类:

①灭菌剂:能杀灭一切微生物(包括芽孢和真菌孢子)的化学物质。

②高效消毒剂:能杀灭一切细菌繁殖体、结核杆菌、病毒、真菌及其孢子和绝大多数细菌芽孢的消毒剂。

③中效消毒剂:能杀灭细菌繁殖体、结核杆菌、病毒,不能杀灭芽孢的消毒剂。

④低效消毒剂:能杀灭细菌繁殖体、部分真菌孢子和亲脂性病毒,但对结核杆菌、亲水性病毒、芽孢等无明显作用。

2. 化学消毒剂的使用原则

(1)选用适宜的消毒剂,根据物品的性质和微生物的特点进行选择。

(2)严格掌握消毒液的浓度、消毒时间和消毒方式。

(3)定期更换消毒剂,易挥发的消毒剂要加盖,定期检测和调整其浓度。

(4)在浸泡和消毒之前,要清洗、擦干物品,然后用消毒剂浸泡,并打开物品的轴节或套盖,管腔内注满消毒液。

(5)在使用前,将需要浸泡消毒的物品,先用无菌蒸馏水或生理盐水冲洗。对物品进行气体消毒剂消毒,在散发气体后再使用,避免对人体组织造成刺激。

(6)在消毒液中不得放置纱布、棉花等,因为这些物质会吸收消毒剂,从而降低消毒效果。

3. 化学消毒剂的使用方法

(1)浸泡法:在化学消毒灭菌法中,最常见的是浸泡法。适合于人体表面、锐利器械、纤维制品、精密仪器等不耐热耐湿的物品消毒。

(2)喷雾法:用喷雾器将消毒液均匀喷洒在空气中和物体表面,在标准的浓度内达到消毒作用。用于空气和物品表面如墙壁、地面等的消毒。用喷雾器对空气和物体表面进行均匀的喷洒,达到一定的消毒效果。适用于空气及物品表面的消毒。

(3)擦拭法:使用消毒剂对物品进行表面擦拭,使其在一定的浓度范围内达到消毒效果。适用于桌椅、墙壁、地面等的消毒。

(4)熏蒸法:通过加热或添加氧化剂,使其蒸发,在一定的浓度和时间范围内,达到消毒和灭菌的效果。适用于空气和物品的消毒(表2-5)。

表2-5 空气熏蒸消毒法

消毒剂	剂量(ml/m³)	消毒方法	消毒时间(min)
2%过氧乙酸	8	加热熏蒸	密闭门窗 30 ~ 120
纯乳酸	0.12	加等量水,加热熏蒸	密闭门窗 30 ~ 120
食醋	5 ~ 10	加热水 1 ~ 2 倍,加热熏蒸	密闭门窗 30 ~ 120

①空气消毒:将消毒剂加热或加入氧化剂进行熏蒸,灭菌后应开启门窗通风。

②物品消毒:常用精密仪器、血压计、听诊器、传染患者使用过的票证、书报等不耐湿、不耐高温物品的消毒,常用甲醛消毒箱进行消毒。

4. 常用化学消毒剂(图2-2)

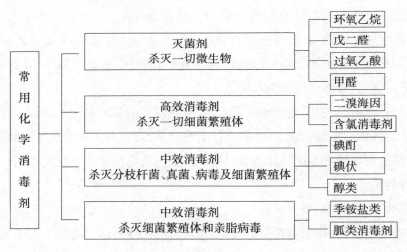

图2-2

(1)环氧乙烷:灭菌剂。

适用范围:

适用于不耐湿、不耐热的诊疗器械、精密仪器、化纤、器械、塑料、陶瓷、金属等的灭菌。

使用方法:

按照说明、物品种类、包装、装载量、方法确定灭菌参数。

①灭菌时使用 100%纯环氧乙烷和二氧化碳混合气体。

②小型灭菌器灭菌参数:浓度:450～1200mg/L,温度为 37℃～63℃,相对湿度为 40%～80%,时间 1～6h。

注意事项:

①易燃、易爆物品,且有一定的毒性,使用时应严格遵守操作程序。

②存放在阴凉、通风、无火源处。

③储存温度不可超过 40℃,相对湿度 60%～80%。

④灭菌后的物品必须做通气处理,待清除环氧乙烷残留物后方可使用。

⑤每次消毒时均应进行效果检测。

⑥不可用于食品、液体、油脂类、粉剂类灭菌。

(2)戊二醛:灭菌剂。

适用范围:

适用于浸泡不耐高温的诊疗器械、金属器械、医学仪器、内窥镜等。

使用方法:

①2%戊二醛溶液加入 0.3%碳酸氢钠,成为 2%碱性戊二醛,消毒需 60min,灭菌需 10h。

②内窥镜消毒采用浸泡、擦拭法。

注意事项:

①对皮肤、黏膜、眼睛有刺激性,配制、使用时加强防护。

②浸泡金属类物品时,加入 0.5%亚硝酸钠作为防锈剂。

③消毒后的物品,应用无菌生理盐水充分冲洗,防止残留药物伤害人体组织。

④容易氧化分解,使杀菌力降低,需现用现配。

⑤消毒液每周过滤 1 次,2 周更换 1 次。

⑥加强日常监测,配制好的消毒液连续使用 14d,使用中戊二醛的含量≥1.8%。

(3)过氧乙酸:灭菌剂。

适用范围(表 2-6):

耐腐蚀物品、环境、室内空气等的消毒;专用机械消毒设备适用于内镜的灭菌。

表 2-6　过氧乙酸消毒法

消毒物品	方法	浓度	时间
一般物品表面	擦拭	0.1% ~ 0.2%	3min
空气	喷洒	0.2%	60min
	加热熏蒸	15%(7ml/m³)	2h
耐腐蚀物品	冲洗	0.5%	10min
食品用工具、设备	浸泡	0.05%	10min

使用方法：

常用浸泡法、擦拭法、喷洒法或冲洗法(表 2-6)。

注意事项：

①稳定性差,应密闭贮存于阴凉、通风、避光处,防高温,远离还原剂和金属粉末。

②定期检测其浓度,如原液低于 12% 则禁用。

③现配现用,配制时避免与碱或有机物混合,使用时限≤24h。

④溶液有刺激性、腐蚀性和漂白作用,配制时要注意个人防护,金属和织物浸泡消毒后及时用无菌水冲洗干净。

(4)甲醛(福尔马林)：灭菌剂。

适用范围：

适用于诊疗器械、器具和物品等不耐热、不耐湿物品的灭菌,如电子仪器、光学仪器、金属器械、管腔器械、玻璃器皿、合成材料等物品。

使用方法：

采用低温甲醛蒸气灭菌器进行灭菌,根据需要装载适量 2% 复方甲醛溶液或福尔马林(35% ~ 40% 甲醛溶液)。

灭菌条件：

温度 55℃ ~ 80℃,80% ~ 90% 的相对湿度下,时间 30 ~ 60min。

注意事项：

①灭菌箱需密闭,使用专用灭菌溶液,设置专用排气系统。

②操作者按规定持证上岗。

③对人有一定毒性和刺激性,运行时的周围环境中甲醛浓度<0.5mg/m³。

④甲醛有致癌作用,不宜用于室内空气消毒。

⑤灭菌物品摊开放置,灭菌后去除残留气体。

(5)二溴海因:高效消毒剂。

适用范围:

①一般物体表面的消毒,饮水、游泳池、污水等。

②药剂溶于水,配成一定浓度的有效溴溶液。

使用方法:

一般物体表面消毒用浸泡、擦拭和喷洒方法(表2-7)。

表2-7 二溴海因消毒法

消毒物品	浓度(mg/L)	时间(min)
游泳池	1.2～1.5	90～100
污水	1000～1500	90～100
一般物体表面	400～500	10～20

注意事项:

①密封贮存于阴凉、干燥的耐酸性容器中,避免与易燃、易氧化的有机物质及还原剂共同贮存。

②不适用于皮肤、黏膜和空气的消毒。

③对有色织物有漂白作用,对金属有腐蚀作用,消毒时应加入防锈剂亚硝酸钠。

④有刺激性,使用时注意防护。

(6)含氯消毒剂:高效消毒剂。

常用的有液氯、漂白粉、漂白粉精、次氯酸钠及84消毒液等。

适用范围:

①被细菌繁殖体污染的物品。

②被肝炎病毒、结核杆菌、细菌芽孢污染的物品。

③用于地面、墙壁和物体表面的消毒。

④排泄物5份,加入漂白粉1份,搅拌混合,放置2～6h;100ml的尿液加漂

白粉 1g,放置 1h。

使用方法(表 2-8):

表 2-8　含氯消毒剂消毒法

消毒物品	方法	浓度(%)	时间(min)
细菌污染的物品	浸泡、擦拭	0.02	10
病毒污染的物品	浸泡	0.2	30
地面、墙壁、物体表面	喷洒	0.05～0.2	30～60
食品用工具、设备	浸泡	0.05	10

注意事项:

①保存于密封容器内,并置于阴凉、干燥、通风处,以减少有效氯的丧失。

②配制的溶液稳定性差,需现配现用,使用时间≤24h。

③对金属、有色衣物、油漆、家具等有腐蚀及漂白作用,不宜用于消毒。

④定期更换消毒液。

(7)碘酊:中效消毒剂。

适用范围:

注射前、手术部位皮肤以及新生儿脐带部位皮肤消毒。

使用方法:

①使用浓度:有效碘 18～22g/L,2%溶液用于皮肤消毒,擦拭 2 遍以上,作用 1～3min,待干后再用 75%乙醇脱碘。

②5%溶液用于脐带断端消毒,涂擦后待干,再用 75%乙醇脱碘。

注意事项:

①避光密闭保存于阴凉、干燥、通风处。

②不适用于破损皮肤、眼及黏膜消毒。

③对金属器械有腐蚀作用,不可用于消毒。

③对碘、皮肤过敏者慎用。

(8)碘伏:中效消毒剂。

适用范围:

皮肤、黏膜、创面消毒。

使用方法:

常用擦拭法、冲洗法、浸泡法、清洗法。

①皮肤消毒:2～10g/L的碘伏溶液涂擦2遍,作用时间2～3min。

②浸泡、清洗晾干后的物品:0.05%～0.1%碘伏溶液,作用时间30min。

③黏膜、创面消毒:0.05%碘伏溶液,250～500mg/L,作用时间3～5min。

④外科手消毒:擦拭或刷洗,作用时间3～5min。

安尔碘:Ⅲ型皮肤消毒液,有效碘含量为0.45%～0.55%(表2-9)。

表2-9　安尔碘消毒剂及消毒要求

消毒对象	稀释倍数	浓度	消毒方法	消毒时间(min)
注射部位消毒	－	原液	擦拭2遍	1
手术部位消毒	—	原液	擦拭2遍	2
外科切口消毒	—	原液	擦拭	3
外伤创口消毒	—	原液	擦拭	3
会阴部黏膜消毒	—	原液	擦拭	3
烧伤、创面消毒	10	500mg/L	涂擦或冲洗	3
口腔黏膜消毒	10	500mg/L	含漱	3
阴道黏膜消毒	10	500mg/L	冲洗	3

适用范围:

适用于皮肤黏膜的消毒,黏膜消毒仅限于医疗卫生机构诊疗前后使用。

注意事项:

①避光密闭保存于阴凉、干燥、通风处。

②稀释后稳定性差,宜现配现用。

③皮肤消毒后无需乙醇脱碘。

④对二价金属有腐蚀性,不宜用于相应金属制品消毒。

⑤对碘过敏者,皮肤过敏者慎用。

(9)醇类:中效消毒剂。

乙醇、异丙醇、正丙醇或两种成分的复方制剂。

适用范围：

适用于手、皮肤、物体表面及诊疗器具的消毒,常用体积比为70%～80%的乙醇溶液。

使用方法：

常用擦拭法、浸泡法或冲洗法(表2-10)。

表2-10　醇类消毒剂及消毒要求

消毒物品	方法	浓度	时间
手消毒	擦拭揉搓	70%～80%	≥15s
皮肤、物体表面	擦拭	70%～80%	3～5min
诊疗器具	浸泡、擦拭	70%～80%	≥30min

注意事项：

①保存于避光、避火、阴凉、干燥处,定期测定,用后加盖,保持有效浓度不低于75%。95%溶液可用于燃烧灭菌。

②不适于空气及医疗器械的消毒灭菌。

③不宜用于脂溶性物体表面的消毒。

④不宜用于被血、脓、粪便等有机物严重污染表面的消毒。

⑤对醇类过敏者禁用。

(10)季铵盐类:低效消毒剂。

适用范围：

适用于环境、皮肤与黏膜、物体表面的消毒。

使用方法：

常用擦拭法、浸泡法。

①环境或物品表面:1000～20 000mg/L的溶液浸泡或擦拭15～30min。

②皮肤:原液擦拭3～5min。

③黏膜:1000～2000mg/L的溶液。

注意事项：

①避免与有机物质及拮抗物的接触。不能和肥皂、洗衣粉等负离子表面活性剂一起使用,也不要和碘、氧化物同时使用。

②在温度较低时,会产生混浊或沉淀,可在温水中加温。

③高浓度的原液会灼伤黏膜,操作时需加强防护。

④不适于瓜果蔬菜类消毒。

(11)胍类消毒剂:低效消毒剂。

适用范围:

适用于手、伤口创面、口腔、阴道、皮肤与黏膜的消毒。

使用方法:

常用擦拭法、冲洗法。

①手术及注射部位皮肤和伤口创面:有效含量≥2g/L 的氯己定－乙醇溶液(70%的体积比),擦拭 2～3 遍。

②口腔、阴道:有效含量≥2g/L。

注意事项:

①在阴凉、干燥处,避光密闭保存。

②不能用于结核杆菌、细菌芽孢等受污染物品的消毒。

③不可与阴离子的表面活性剂如肥皂混合或前后使用。

④纱布和棉花有吸附作用,会影响药效,因此不能放纱布、棉花等在溶液中消毒。

(姬　艳　沈婧雯　董　宁)

第三章　洗手与手的消毒

　　医务人员的双手经常接触患者及污染物品,是医院感染最主要的传播媒介,因此,洗手及手的消毒是预防医院感染最重要的措施之一。

　　由于医护人员的双手经常接触患者及污染物品,是医院感染的首要途径,所以,洗手和手卫生是预防医院感染的首要手段。

第一节　概　　述

一、基本概念

　　(1)手卫生(hand hygiene):医务人员洗手、卫生手消毒和外科手消毒的总称。

　　(2)洗手(handwashing):医务人员用肥皂(皂液)和流动水洗手,去除手部皮肤污垢、碎屑和部分致病菌的过程。

　　(3)卫生手消毒(antiseptic handrubbing):医务人员用速干手消毒剂揉搓双手,以减少手部暂居菌的过程。

　　(4)外科手消毒(surgical hand antisepsis):外科手术前医务人员用肥皂(皂液)和流动水洗手,再用手消毒剂清除或者杀灭手部暂居菌和减少常居菌的过程。使用的手消毒剂可具有持续抗菌活性。

二、消毒剂种类

（1）手消毒剂（hand antiseptic agent）：消毒手部皮肤，用于减少手部皮肤细菌，例如乙醇、异丙醇、氯己定、碘伏等。

（2）速干手消毒剂（alcohol-hand rub）：消毒手部皮肤，其成分含有醇类和护肤剂，种类有水剂、凝胶和泡沫型。

（3）免冲洗手消毒剂（waterless antiseptic agent）：此类手消毒剂消毒手部皮肤后不需用水冲洗。种类有水剂、凝胶和泡沫型，常用于外科手消毒。

三、手卫生设施

它是洗手与手消毒的设施总称。通常涵盖洗手池、水龙头、流动水、清洁剂、干手用品、手消毒剂等设施。

（1）非手触式水龙头：重点部门如：手术室、产房、导管室、层流洁净病房、骨髓移植病房、器官移植病房、重症监护病房、新生儿室、母婴室、血液透析病房、烧伤病房、感染疾病科、口腔科、消毒供应中心等，需要配备。

（2）清洁剂：常规需要配备。

（3）干手物品或设施：为防止二次污染的发生，应配备。

（4）所配备的速干手消毒剂应符合使用标准。

（5）应合理设置方便于医务人员使用的手卫生设施。

四、洗手与卫生手消毒遵循的原则（表3-1）

表 3-1

洗手指征	
医务人员应选择流动水或速干手消毒剂洗手	1.直接接触患者前后，从同一患者身体的污染部位移动到清洁部位时
	2.接触患者的黏膜、破损皮肤或伤口前后，接触患者的血液、体液、分泌物、排泄物、伤口敷料等之后
	3.穿脱隔离衣前后，脱手套后
	4.进行无菌操作、接触清洁和无菌物品之前
	5.接触患者周围环境及物品后
	6.处理药物或配餐前
医务人员应先洗手，然后进行卫生手消毒	1.接触患者的血液、体液和分泌物以及被传染性致病微生物污染的物品后
	2.直接为传染患者进行检查、治疗、护理或处理传染患者污物之后

第二节　手卫生技术

一、洗手技术

洗手技术

目的：

清除手部皮肤上的污垢、碎屑及部分病原菌，降低对清洁及无菌物品、患者以及自身的污染概率。

操作规程（表 3-2，图 3-1）：

用手机扫一扫，了解更多信息

表 3-2

洗手流程	洗手步骤	
准备	护士准备	取下所有手部饰物，将衣袖卷至前臂中段
	用物准备	洗手池、洗手液及肥皂液等、毛巾、纸巾或干手机
	环境准备	环境清洁、宽敞
冲洗双手	调节适宜的水龙头水流及水温，冲洗双手后关上水龙头。（首选感应式水龙头，或可用开关控制的水龙头）	
涂抹洗手液	在双手及手腕上均匀涂抹洗手液或肥皂	
揉搓双手	内	洗掌心：双手掌心对掌心相互揉搓
	外	洗手背及指缝：两手手心对手背并沿指缝相互搓擦，交换进行
	夹	洗手掌指缝：掌心相对，双手交叉沿指缝相互搓擦
	弓	洗指背：弯曲各手指关节，半握拳，把指背放在另一手掌心旋转揉搓，双手交换进行
	大	洗拇指：一手握另一手大拇指，旋转搓擦，两手交换进行
	立	洗指尖：将各手指关节弯曲，把指尖并拢在另一手掌心旋转搓擦，两手交换进行
	腕	洗手腕及手臂：旋转揉搓手腕及手臂，两手交换进行
冲净双手	打开水龙头，用流动水冲净双手上的洗手液后关闭水龙头	
擦干双手	用毛巾或纸巾擦干双手，或可用烘干机烘干双手。应一人一巾，用后及时消毒	

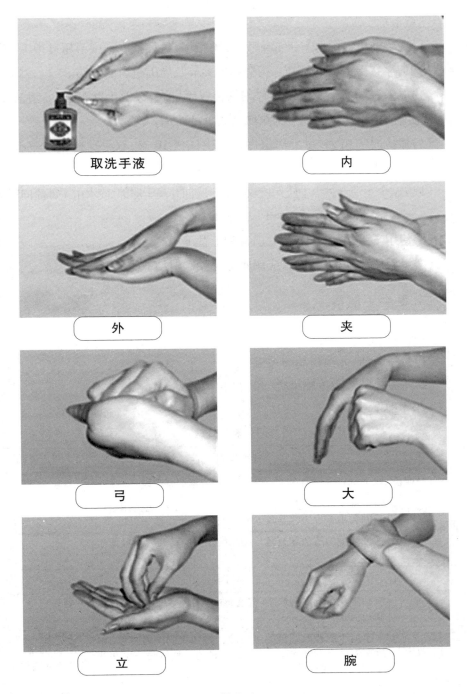

取洗手液

内

外

夹

弓

大

立

腕

图 3-1

注意事项：

（1）洗手前应摘除所有手部饰物，修剪指甲，保证指甲长度不超过指尖，不可戴假指甲，注意保持指甲、指尖、指缝和指关节及周围组织的清洁。

（2）取适量的清洁剂清洗并仔细揉搓双手、前臂以及上臂下 1/3。清洁双手时，注意清洁指甲缝里以及手部皮肤皱褶处的污垢。

（3）揉搓时需用力，每个部位保证至少揉搓 10 次，双手揉搓时间应不少于15s，如双手有明显污染，应延长洗手时间最好达到 30s。

（4）在整个手消毒过程中应保持双手位于胸前并高于肘部，使水由手部流向肘部。

（5）流动水冲洗双手、前臂和上臂下 1/3。

（6）使用干手物品擦干双手、前臂和上臂下 1/3。

（7）术后摘除外科手套后，应用肥皂（皂液）清洁双手。

二、卫生手消毒

目的：

（1）避免清洁、无菌物品的污染。

（2）避免交叉感染等感染类型的发生。

操作规程（表 3-3）：

表 3-3

洗手流程		洗手步骤	要点说明
准备	自身准备	取下所有手部饰物，将衣袖卷过肘或至前臂中段	
	用物准备	流水洗手设备和肥皂液、或消毒液手盆、手刷，盛放用过的手刷和小毛巾的容器各 1 个、小毛巾或纸巾或干手机	
	环境准备	保证环境的清洁和宽敞，物品的放置应符合要求且便于取用	
刷手法			
湿润双手		流动水龙头下湿润双手（首选感应式水龙头，或可自行控制式水龙头）	
刷洗双手		一手取手刷蘸取适量的肥皂液，按顺序刷洗另一手 30s后在流动水下将泡沫冲净；同样的方法刷洗另一手并冲净；重复刷洗双手一次，两次共 2min	注意刷洗指甲、指缝和皮肤皱折处
擦干双手		取用小毛巾或纸巾擦干双手，或用烘干机吹干双手	毛巾应一人一巾，用后消毒

续表 3-3

消毒液、浸泡法		
浸泡双手	将双手浸泡于准备好的消毒液中	注意指甲、指缝和皮肤皱折处等易藏污纳垢处
擦洗双手	用小毛巾或手刷反复擦洗双手,每手至少 1min,或两手相互揉搓至少 2min	
冲净擦干	于流动水下冲净洗手消毒液,并将双手擦干或烘干	
消毒液、擦拭法		
涂擦双手	涂抹快速手消毒剂并揉搓双手 2min,并任其自然晾干	快速手消毒剂有70%乙醇、异丙醇、氯己定、碘伏等

注意事项:

(1)流水冲洗双手时,为防止污染水池或水溅到身上,身体应与水池保持一定距离,且腕部要始终保持低于肘部,使水从前臂流向指尖。

(2)刷洗双手时,刷洗的范围应超过被污染的范围,刷洗顺序为前臂→腕部→手掌→手背→手指→指缝→指甲。

三、外科手消毒

1. 外科手消毒

在外科手术前,医务人员于流动水下用肥皂液洗手后,再使用外科手消毒剂清除或者杀灭手部细菌的过程。

2. 设施

(1)外科洗手池应大小适度,易于清洁,并设置在地面光滑无死角的手术间附近,需每日清洁、消毒。

(2)应为感应式水龙头,数量不少于手术台或手术间的数量,为避免洗手时手臂相互接触,应保持适当的水龙头间距。

(3)配备含有护肤成分以及使用一次性包装的清洁剂,若容器需重复使用,必须在下次使用前清洁、消毒。

(4)所有清洁用具(如清洁指甲用具、海绵、手刷等)存放于指定容器,且每日进行清洁、消毒或者一次性使用。

（5）外科手消毒剂宜使用一次性包装的感应式出液器,若容器需重复使用,必须在下次使用前清洁、消毒。

操作规程（表3-4）：

表3-4

准备	着装符合手术室管理要求	
	双手及手臂皮肤无破损,无手饰品,指甲不超过指尖,不佩戴人工指甲或涂指甲油	
	取抗菌洗手液 5~10ml,清洗双手前臂及上下臂 1/3,去除皮肤上的油脂及皮屑	
外科洗手	洗手及手臂	流动水淋湿双手、前臂和上臂下 1/3 的皮肤
		取抗菌洗手液约 5ml,均匀涂满双手、前臂和上臂下 1/3 的皮肤
		按照"七步洗手法"一手旋转揉搓另一手的腕部、前臂和上臂下 1/3 的皮肤(内、外、夹、弓、大、立、腕),向上至上臂下 1/3)
		换手进行重复操作
	冲洗	用流动水从指尖到双手、前臂、上臂下 1/3,沿一个方向冲洗,不可倒流,彻底冲洗干净
	擦干	取两块无菌巾分别擦干双手,两手捏住左手无菌巾对角,将擦拭左手的无菌巾未接触左手的一面朝外折成三角形放于左侧腕部,右手抓住无菌巾两角,擦至上臂下 1/3 处,擦手巾弃于固定容器内
		将擦拭右手的无菌巾同法翻转,同样方法擦干右前臂及上臂下 1/3,无菌巾不得回擦及擦拭未刷洗的皮肤,将擦手巾弃于固定容器内
外科手消毒	用脚踏取 5ml 外科免洗手消毒液于左掌心,将右指尖在消毒剂内浸泡约 5s	
	左手掌将剩余的消毒剂均匀涂抹右手掌、指间、手背,以旋转揉搓的方式涂抹至右手前臂及上臂下 1/3	
	再取适量手消毒剂于右手掌心,同法搓揉至左手前臂及上臂下 1/3	
	取外科免洗手消毒剂约 5ml,涂抹双手所有皮肤,按"七步洗手法"搓揉双手至手腕部,揉搓至干燥,直至消毒剂彻底干燥	
	外科手消毒后双手置于胸前,保持一定距离。进入手术间时,防止双手被污染	
	待手部完全干燥后再穿戴手术衣和手套	

注意事项：

（1）应遵循先洗手、后消毒的外科手消毒原则。

（2）在整个冲洗过程中,双手应始终位于胸前并高于肘部,手尖不可朝下,避免倒流,使水由手部流向肘部。注意避免冲洗双手时溅湿衣裤,若溅湿应立即更换。

(3)必要时可使用灭菌的柔软毛刷清洁指甲下的污垢。

(4)消毒后的双手应抬高肘部,置于胸前,保持与身体有一定距离,并迅速进入手术间,以防污染。

(5)戴无菌手套前,为避免污染,应防止手和手臂触碰任何物品,若有触碰,必须重新进行手消毒。

(6)摘除手套后应洗手。

(7)以下情况应重新进行外科手消毒,如连台手术、不同患者手术之间、手套破损或手被污染。

8.应遵循手消毒剂的产品使用说明选择取液量、揉搓时间及使用方法。

附件:第一步 外科洗手

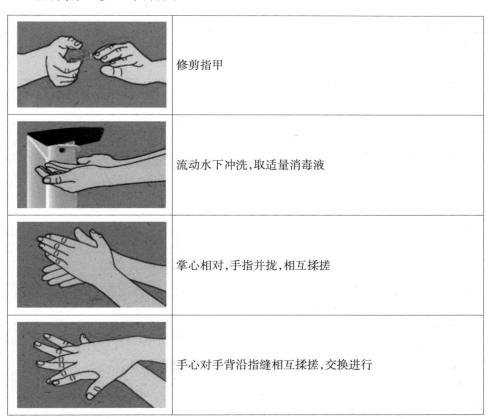

	修剪指甲
	流动水下冲洗,取适量消毒液
	掌心相对,手指并拢,相互揉搓
	手心对手背沿指缝相互揉搓,交换进行

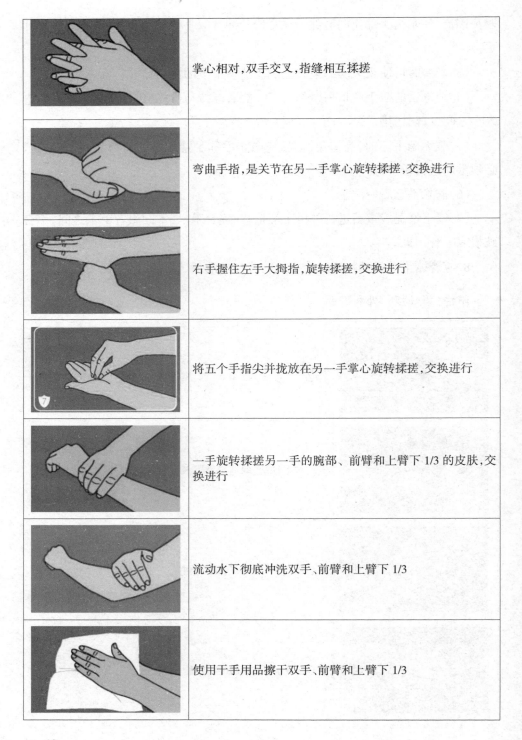

	掌心相对,双手交叉,指缝相互揉搓
	弯曲手指,是关节在另一手掌心旋转揉搓,交换进行
	右手握住左手大拇指,旋转揉搓,交换进行
	将五个手指尖并拢放在另一手掌心旋转揉搓,交换进行
	一手旋转揉搓另一手的腕部、前臂和上臂下 1/3 的皮肤,交换进行
	流动水下彻底冲洗双手、前臂和上臂下 1/3
	使用干手用品擦干双手、前臂和上臂下 1/3

第二步　外科免冲洗手消毒方法

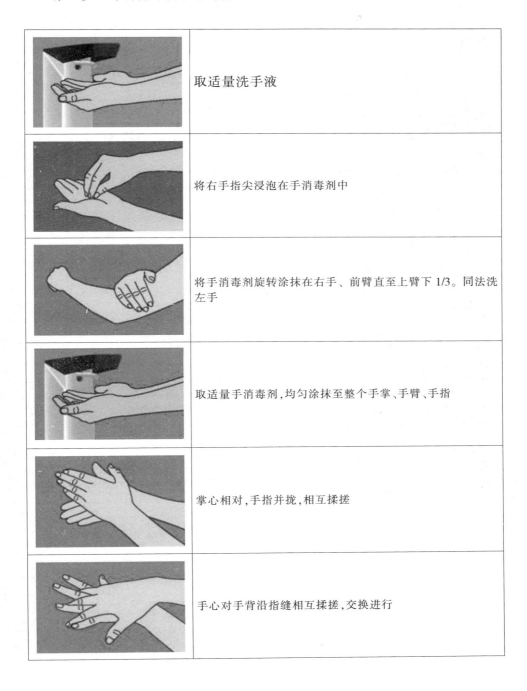

	取适量洗手液
	将右手指尖浸泡在手消毒剂中
	将手消毒剂旋转涂抹在右手、前臂直至上臂下 1/3。同法洗左手
	取适量手消毒剂,均匀涂抹至整个手掌、手臂、手指
	掌心相对,手指并拢,相互揉搓
	手心对手背沿指缝相互揉搓,交换进行

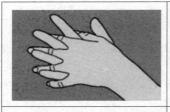	掌心相对,双手交叉指缝相互揉搓
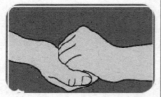	弯曲手指,使关节在另一手掌心旋转揉搓
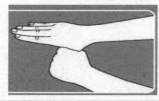	右手握住左手大拇指旋转揉搓,交换进行
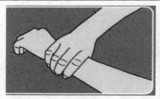	揉搓双手至腕部,直至消毒液干燥
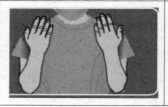	将双手置于腰部以上,距胸前一定距离

（邹卫林　袁以恒）

第四章　无菌技术

在医疗护理操作中无菌技术是一项预防医院感染的重要且基本的操作技术。医护人员必须加强无菌观念,在医疗护理活动中应熟练掌握并严格遵守该技术操作规程,以保证患者的安全。

第一节　概　　述

一、概念

(1)无菌技术(asepsis):是指在医疗、护理操作中,防止一切微生物侵入人体和防止无菌物品、无菌区域被污染的一系列操作技术和管理方法。

(2)无菌物品(aseptic supply):是指经过灭菌处理后未被污染的物品。

(3)无菌区域(aseptic area):是指经过灭菌处理后未被污染的区域。

(4)非无菌物品(non-aseptic supply):是指未经灭菌处理,或经过灭菌处理后又被污染的物品。

(5)非无菌区域(non-aseptic area):是指未经灭菌处理,或经过灭菌处理后又被污染的区域。

二、无菌技术操作原则

1. 确保环境清洁

无菌技术操作前 30min 需停止清扫地面及更换床单等,减少人员走动,防止室内空气中的尘埃飞扬,保持环境的清洁和宽敞。

2. 操作人员准备

操作前需修剪指甲并洗手,正确佩戴帽子和口罩,必要时穿无菌衣,佩戴无菌手套。

3. 妥善存放无菌物品

(1)无菌物品与非无菌物品应按做好的标志分开放置,无菌物品必须在无菌包或无菌容器内存放,不可置于空气中。

(2)无菌包或容器需存放在清洁、干燥、固定的位置,且包装外要注明物品名称、灭菌日期、粘贴化学指示胶带,应按灭菌日期的先后顺序摆放。

(3)棉包装无菌包有效期一般为 7d;医用一次性纸袋包装的无菌物品,有效期 1 个月;医用皱纹纸和无纺布包装,有效期为 3 个月;纸塑包装和硬质容器,有效 6 个月,一旦过期或受潮,均应重新灭菌后方可使用。

4. 取用方法正确

必须使用无菌持物钳取用无菌物品;一经取出,即使未用,也不可再次放回无菌容器内。

5. 规范无菌操作

(1)操作者应在无菌操作时面向无菌区,保持与无菌区域的一定距离,不可面对无菌区谈笑、咳嗽、打喷嚏。

(2)双手应保持在腰部或操作台平面以上,不可跨越无菌区及触及无菌物品。

(3)若无菌物品疑有污染或已被污染,需更换后并重新灭菌。

6. 避免交叉感染

一人一套无菌物品,以降低交叉感染的概率。

第二节 无菌技术基本操作

无菌操作技术包括无菌持物钳的使用、无菌容器的使用、无菌包的使用、铺无菌治疗盘、取用无菌溶液、戴脱无菌手套等。该操作技术是避免无菌物品及无菌区域受到污染,预防病原微生物传播的一系列操作方法。

一、无菌持物钳的使用

用途:

用于夹取或传递无菌物品的器械,保持物品的无菌状态。

操作规程(图4-1):

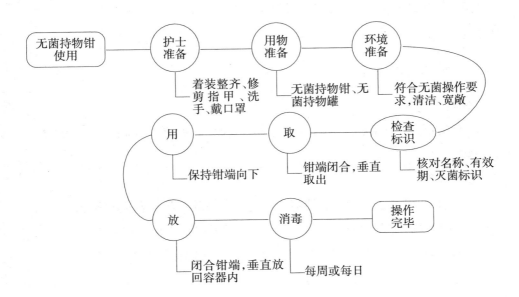

图4-1

注意事项：

（1）为防止无菌持物钳在空气中暴露过久而污染。应在取用距离较远的物品时,将持物钳及容器一同移至操作处使用。

（2）为防止无菌持物钳因被污染而影响灭菌效果。不可用无菌持物钳夹取油纱布,以及换药和消毒皮肤。

（3）无菌持物钳在使用过程中应始终保持在操作人员腰部水平以上的可视范围内,以防造成污染。

（4）若无菌持物钳疑似污染或被污染,必须在重新灭菌后方可使用。

（5）无菌持物钳的消毒灭菌与保存：

①消毒液浸泡法：即将无菌持物钳经压力蒸汽灭菌后浸泡于盛有消毒液的大口无菌有盖容器内,无菌持物钳的轴节以上 2～3cm 或镊子长度的 1/2 需全部浸没于容器内的消毒液液面以下,每个容器存放一把无菌持物钳;且持物钳、容器及容器内的消毒液需定期清洁、灭菌和更换,一般为 2 次 / 周;门诊换药室、注射室、手术室等使用频率较高的部门需每日进行更换和灭菌。

②干置法:即将灭菌后的无菌持物钳放在干燥的无菌容器内保存,需 4h 更换一次。

二、无菌容器的使用

用途：

无菌容器是用于存放无菌物品的容器,以保持已灭菌的物品处于无菌状态。

操作规程(图 4-2):

注意事项：

(1)手在打开或盖上无菌容器盖时切记不可触及容器及盖的边缘和内壁。

(2)手臂及其他非无菌物品不得随意跨越已打开的无菌容器上方。

(3)无菌物品一经取出(即使未用),不得再次放回容器内。

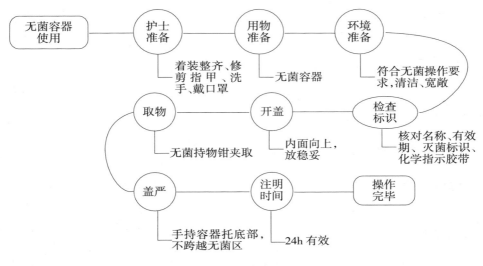

图 4-2

三、无菌包的使用

用途：

无菌包是用双层包布包裹无菌物品，并经灭菌处理后保持包内的无菌物品处于无菌状态的各类治疗包。

操作规程（图 4-3）：

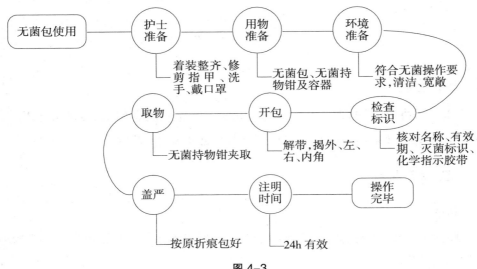

图 4-3

注意事项：

（1）手及其他非无菌物品不得在取用过程中触及包布的内面。

（2）手臂及其他非无菌物品不得在打开的无菌包的上方跨越。

（3）一次性物品在出现以下情况时均不可使用。如包装外标签模糊、漏气、破损，或已过有效期等。

四、取用无菌溶液

目的：

将无菌密封瓶内的无菌溶液倒入无菌容器内以供无菌操作使用。

操作规程（图4-4）：

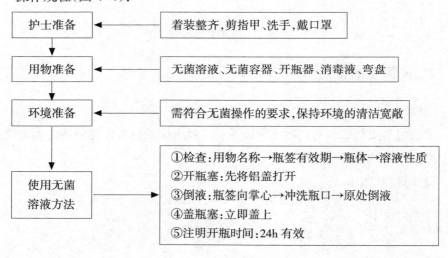

图4-4

注意事项：

（1）不可将物品直接伸入无菌溶液瓶内蘸取溶液或在倒溶液时直接接触瓶口。

（2）已经倒出的溶液（即使未被污染）也不能再次倒回瓶内。

五、铺无菌盘

目的：

将无菌巾正确铺在清洁、干燥的治疗盘内形成无菌区，以放置诊疗、护理时使用的无菌物品。

无菌治疗包折叠方法：

(1)纵折法:即将治疗巾连续纵折两次后再连续横折两次。

(2)横折法:即将治疗巾先横向对折后再纵向对折,并再同法重复一次。

(3)扇形折叠法:即将治疗巾先中间,再横向,扇形折叠成四折。

操作规程(图4-5):

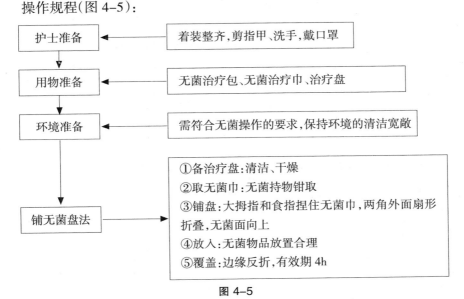

图 4-5

注意事项：

(1)治疗盘、无菌巾必须清洁、干燥(一旦潮湿均视为污染,不可再使用)。

(2)在操作全过程中,手及非无菌物品不可触及和跨越无菌面和无菌区。

六、戴、脱无菌手套

目的：

在进行无菌操作或接触无菌物品时戴无菌手套,以保持无菌物品不被污染的同时也保护患者,防止感染。

操作规程(图4-6):

注意事项：

(1)戴无菌手套后,双手应始终保持在腰部或操作台平面以上的可视范围以内。

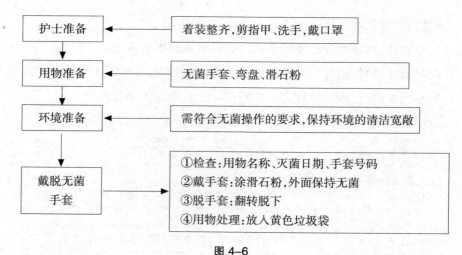

图 4-6

（2）若发现手套有以下情况时应立即更换：破损、疑似污染或不慎污染等。

（3）脱手套时不可强行拉扯，应将手套翻转脱下。

（沈婧雯　姬　艳）

第五章　隔离技术

隔离(isolation)是预防医院感染的重要措施之一,护士应自觉遵守隔离制度,熟练应用相关的技术;通过教育使出入医院的所有人员理解隔离的意义并能主动配合隔离工作。

第一节　隔离知识

一、概念

(1)传染性隔离:是将传染源传播者安置在指定地点和特殊环境中,暂时避开与周围人群接触,采取传染源隔离,防止传染病病原体向外传播。

(2)保护性隔离:是将高度易感人群安置在指定地点和特殊环境中,采取保护性隔离,保护高度易感人群免受感染。

二、隔离的基本知识

(一)隔离区域的划分及隔离要求

(1)清洁区(clean area):指所在区域未被病原微生物污染。包括医务人员的值班室、卫生间、更衣室、浴室以及储物间、配餐间等区域。

隔离要求:患者及患者接触过的物品不得进入清洁区;工作人员接触患者后需刷手、脱去隔离衣及鞋后方可进入清洁区。

(2)半污染区(half-contaminated area):指所在区域有可能被病原微生物污染。包括医务人员的办公室、治疗室、护士站,患者用后的物品及医疗器械等的处理室,病室内走廊、检验室等。

(3)污染区(contaminated area):指所在区域被病原微生物污染。包括病室、患者使用卫生间及浴室、处置室、污物室、患者出入院处置室、病区外走廊等。

(4)隔离要求:污染区的物品未经消毒处理,不得带到他处;工作人员进入污染区时,必须穿隔离衣、戴口罩、帽子,必要时换隔离鞋;离开前脱隔离衣、鞋,并消毒双手。

(5)两通道(two passages):指进行呼吸道传染病诊治的病区中的医务人员通道和患者通道。医务人员通道、出入口设在清洁区一端,患者通道出入口设在污染区一端。

(6)缓冲间(buffer room):指进行呼吸道传染病诊治的病区中清洁区与潜在污染区之间、潜在污染区与污染区之间设立的两侧均有门的小室,为医务人员的准备间。

(二)传染病区隔离单位的设置

传染病区应与普通病区分开,远离食堂、水源和其他公共场所。

隔离要求:防止空气对流传播,需要相邻病区楼房相隔约30m,侧面防护距离约10m。病区要设立三区之间的缓冲间。卫生、消毒及隔离设备也需要配置。

(三)患者的安置

(1)以患者为隔离单位:不同病种的患者,进行单独隔离,有独立的环境及用具。

(2)以病室为隔离单位:同一病种的患者,需要安排在同一病室内;不同的病原体,患者需要分开收治。

(3)单独隔离单位:发生混合感染、未确诊、有强烈传染性及病情危重的患者,应单独隔离诊治。

三、隔离的原则

（一）一般消毒隔离

1. 隔离标志

①隔离标志明显,在病房门前及病床床尾悬挂隔离标志。

②病房门口放置用消毒液浸湿的脚垫,门外设立隔离衣悬挂架。

③卫生设施齐全,备洗手池、洗手液、手刷、干手设备、避污纸。

2. 隔离要求

①进入隔离区的工作人员,要求按规定戴口罩、帽子,穿隔离衣,在隔离区范围内活动。

②穿隔离衣时,先备齐所需物品,有计划地集中执行各项护理操作,应减少隔离衣的穿脱以及手消毒的次数。

③一切操作严格遵守隔离规程。

④接触患者或污染物品后、离开隔离室前必须消毒双手。

⑤在半污染区,患者或穿隔离衣的工作人员通过走廊时,不得接触墙壁、家具等;各类检验标本应放在指定的存放盘和存放架上,检验后的标本及容器等应严格按要求分别处理。

3. 物品处理

(1)任何污染物品不得带入清洁区内,物品必须消毒后再处理。

(2)严格消毒患者接触过的物品,消毒处理后才能交给家属带回。

(3)严格消毒处理患者的排泄物、分泌物、呕吐物,处理后方可排放。

(4)送往病区处理的物品,必须装入专门的污物袋,袋子外面要有清晰的标识。

4. 病室、空气消毒

紫外线每日照射消毒病室,或用消毒液喷雾进行空气消毒;病床及床旁桌椅每日晨间护理后,用消毒液擦拭。

5. 心理护理

患者在隔离期间容易产生恐惧、孤独、自卑等心理反应,及时了解隔离患者的心理状况,执行护理操作时,要对患者热情、关心,向患者及家属解释隔离的重要性及暂时性,以取得信任与合作。

6. 隔离解除的标准

将患者的传染性分泌物连续三次培养,若结果均为阴性,医生开具医嘱后,方可解除隔离。

(二)终末消毒处理

终末消毒(terminal disinfection):是指对出院、转科或死亡的患者及其所住病室、用物、医疗器械等进行的消毒处理。

1. 患者的终末消毒

患者出院或转科前应沐浴、换上清洁衣服,个人用物经消毒后一并带出。如患者死亡,须用消毒液做尸体护理,并用浸透消毒液的棉球填塞口、鼻、耳、阴道、肛门等孔道,然后用一次性尸单或消毒液浸泡过的尸单包裹尸体。

2. 病室的终末消毒处理

将被服放入污物袋,经消毒后再清洗;关闭病室门窗,打开床旁桌,摊开棉被,竖起床垫,用消毒液熏蒸或用紫外线照射,然后打开门窗通风;用消毒液擦拭家具、地面;体温计用消毒液浸泡,血压计及听诊器采用熏蒸消毒。

第二节 隔离的种类及措施

目前,隔离预防主要是在标准预防的基础上,实施两大类隔离:第一类是传染性隔离,基于传染源特点切断疾病传播途径的隔离;第二类是保护性隔离,基于保护易感人群的隔离。

基于切断传播途径的隔离与预防并确认的感染性病原微生物的传播途径主要有三种:接触传播、空气传播和飞沫传播。

一种疾病可能有多种传播途径时,应在标准预防的基础上采取相应传播途径的隔离与预防。

一、标准预防及特点

1. 标准预防(standard precaution)

针对医院所有患者和医务人员采取的一组预防感染措施包括手卫生。根据预期可能的暴露选用手套、隔离衣、口罩、护目镜或防护面屏,以及安全注射,包括穿戴合适的防护用品处理患者环境中污染的物品与医疗器械。标准预防基于患者的血液、体液、分泌物(不包括汗液)、非完整皮肤和黏膜均可能含有感染性因子的原则进行。

2. 标准预防基本特点

(1)既要防止血源性疾病的传播,也要防止非血源性疾病的传播。

(2)强调双向防护,既防止疾病从患者传至医务人员,又防止疾病从医务人员传至患者。

(3)根据疾病的主要传播途径采取相应的隔离措施,包括接触隔离、空气隔离和飞沫隔离,其重点是洗手和洗手的时机。

二、个人防护用品

个人防护用品(personal protective equipment,PPE):

用于保护医务人员避免接触感染性因子的各种屏障用品。包括口罩、手套、护目镜、防护面罩、防水围裙、隔离衣、防护服等。

1. 外科口罩(surgical mask)

能阻止血液、体液和飞溅物传播的,医护人员在有创操作过程中佩戴的口罩。

2. 医用防护口罩(respirator)

能阻止经空气传播的感染因子或近距离(<1m)接触经飞沫传播的疾病而发生感染的口罩。医用防护口罩的使用包括密合性测试、培训、型号的选择、医学处理和维护。

3. 护目镜(protective glass)

防止患者的血液、体液等具有感染性物质溅入人体眼部的用品。

4. 隔离衣(isolation gowns)

用于保护医务人员免受血液、体液和其他感染性物质污染,或用于保护患者,避免感染的防护用品。根据与患者接触的方式,包括接触感染性物质的情况和隔离衣阻隔血液和体液的可能性,选择是否穿隔离衣或选择其型号。

下列情况应穿隔离衣:

(1)接触经接触传播的感染性疾病患者,如传染病患者、多重耐药菌感染患者等时。

(2)对患者实行保护性隔离时,如大面积烧伤患者、骨髓移植患者等的诊疗、护理时。

(3)可能受到患者血液、体液、分泌物、排泄物喷溅时。

5. 防护服(disposable gowns)

临床医务人员在接触甲类或按甲类传染病管理的传染病患者时所穿的一次性防护用品。应具有良好的防水、抗静电过滤效率和无皮肤刺激性,穿脱方便,结合部严密,袖口、脚踝口应为弹性收口。

6. 防护面罩(防护面屏)(face shield)

防止患者的血液、体液等具有感染性的物质溅到人体面部的用品。

下列情况需要使用护目镜或防护面罩:

(1)在进行诊疗、护理操作,可能发生患者血液、体液、分泌物等喷溅时。

(2)近距离接触经飞沫传播的传染病患者时。

(3)为呼吸道传染病患者进行气管切开、气管插管等近距离操作,可能发生患者血液、体液、分泌物喷溅时,应使用全面型防护面罩。

三、基于切断传播途径的隔离预防

1. 接触传播的隔离措施

(1)隔离病室采用蓝色隔离标识

适用于预防通过直接或间接接触患者或患者医疗环境而传播的感染源,如埃博拉出血热、多重耐药菌感染、肠道感染、乙肝等,无论是疑似或确诊感染或定植的患者都应隔离。

(2)患者安置

①应限制患者的活动范围。

②根据疾病感染的类型,安置患者在单间,或同种感染患者安置在同一病室

内。

③减少转运。如需要转运时,应采取有效措施,减少对其他患者、医务人员和环境表面的污染。

④避免与感染后可能预后不良或容易传播感染的患者安置于同一病房,例如:免疫功能不全、有开放性伤口或可能长期住院的患者。

⑤患者接触过的物品,均应灭菌→清洁→消毒→灭菌。污染的敷料应袋装标记,送焚烧处理。

(3)医务人员防护

①在接触同一病房内不同患者,都应更换个人防护用品及执行手卫生。

②接触隔离患者的血液、体液、分泌物、排泄物等物质时,应戴手套;离开隔离病室前,接触污染物品后应摘除手套,洗手和/或手消毒。手上有伤口时应戴双层手套。

③进入隔离病室,戴好口罩、帽子,从事可能污染工作服的操作时,应穿隔离衣,离开病室前,脱下隔离衣,用后按医疗废物管理要求进行处置。

④脱卸隔离衣后,应确保衣服及皮肤不接触污染的环境表面。

(4)物品消毒

①遵循标准预防的原则,处理相关医疗装置和仪器(设备)。

②一般诊疗用品,如听诊器、血压计、体温计、压舌板、止血带等应专用,不能专用的医疗装置应在每一位患者使用前后进行清洁和消毒。

③病房环境表面,尤其是频繁接触的物体表面,如窗栏杆、床旁桌、卫生间、门把手以及患者周围的物体表面,应经常清洁消毒。

2. 飞沫传播的隔离措施

(1)隔离病室采用粉色隔离标识

适用于接触经飞沫传播的疾病,如百日咳、白喉、流行性感冒、病毒性腮腺炎、流行性脑脊髓膜炎、急性传染性非典型性肺炎、新型冠状病毒性肺炎等,在标准预防的基础上,还应采用飞沫传播的隔离预防。

(2)患者安置

①同感染源的患者可安置在同一病房。

②有条件时重度咳嗽且有痰的患者住单间。

③避免与免疫功能不全的感染者安置于同一病房。

④减少转运,当需要转运时,医务人员应注意防护。

⑤患者病情容许时,应戴外科口罩,并定期更换。应限制患者的活动范围。

⑥患者之间,患者与探视者之间相隔距离在1m以上,探视者应戴外科口罩。

⑦加强通风,或进行空气的消毒。

⑧门急诊应尽快将患者安置于隔离间,患者遵循呼吸卫生(咳嗽)礼仪。

(3)医务人员防护

①接触同一病区内不同患者,医务人员要严格按照区域流程,在不同的区域,穿戴不同的防护用品,离开时按照要求摘脱,及时更换个人防护用品及执行手卫生,正确处理使用后的防护用品。

②密切接触患者时,除了口罩以外,需佩戴护目镜或防护面罩。

③与病人近距离(1m以内)接触时,应戴帽子、医用防护口罩;进行可能产生喷溅的诊疗操作时,应戴护目镜或防护面罩,穿防护服;当接触病人及其血液、体液、分泌物、排泄物等物质时应戴手套。

3. 空气隔离措施

(1)隔离病室采用黄色隔离标识

经空气传播的疾病,如肺结核、麻疹、水痘等,在标准预防的基础上,还应采取空气传播的隔离与预防方法。

(2)患者安置

①根据感染疾病类型,确定入住单人隔离室,还是同病种感染者同室隔离。在病情许可情况下,应尽快将患者转运至传染病院。

②当患者病情容许时,应戴外科口罩,定期更换,并限制其活动范围。

③减少不必要的转运,如需要转运时,应采取有效措施,减少对其他病人、医务人员和环境表面的污染。患者病情不许可转院时,将患者安置于负压病房。

④病人接触过的一切物品,如被单、衣物、换药器械等均应灭菌→清洁→消毒→灭菌。被病人污染的敷料应装袋标记后,送焚烧处理。

(3)医务人员的防护

①进入隔离室前必须戴好口罩、帽子,从事可能污染工作服的操作时,应穿

隔离衣;离开病室前,脱下隔离衣,按要求悬挂,每天更换清洗与消毒;或使用一次性隔离衣,用后按医疗废物管理要求进行处置。接触甲类传染病应按要求穿脱、处置防护服。

②接触病人的血液、体液、分泌物、排泄物等物质时,应戴手套;离开隔离病室前、接触污染物品后应摘除手套,洗手和(或)手消毒。手上有伤口时应戴双层手套。

③应严格空气消毒。

(4)医务人员防护

①医务人员无论是否具有特异性免疫,当进入病房时,均应佩戴医用防护口罩。

②应严格按照区域流程,在不同的区域,穿戴不同的防护用品,离开时按要求摘脱,并正确处理使用后物品。

③进入确诊或可疑传染病患者房间时,应戴帽子,医用防护口罩;进行可能产生喷溅的诊疗操作时,应戴防护目镜或防护面罩,穿防护服,当接触患者及其血液、体液、分泌物、排泄物等物质时应戴手套。

四、基于保护易感人群的隔离预防保护性隔离

这是以保护易感人群作为制订措施的主要依据而采取的措施,也称反向隔离,适用于抵抗力低下或极易感染的病人,如严重烧伤、早产儿、白血病、器官移植及免疫缺陷等患者。应在标准预防的基础上,采取下列主要的隔离措施:

1. 设专用隔离室

患者应住单间病室隔离,室外悬挂明显的隔离标志。病室内空气应保持正压通风,定时换气;地面、家具等均应每天严格消毒。

2. 进出隔离室要求

凡进入病室内人员应穿戴灭菌后的隔离衣、帽子、口罩、手套及拖鞋,未经消毒处理的物品不可带入隔离区域;接触患者前、后及护理另一位患者前均应洗手。

3. 污物处理

患者的引流物、排泄物、被其血液及体液污染的物品,应及时分装密闭,标记

后送指定地点。

4. 探陪要求

凡患呼吸道疾病者或咽部带菌者,包括工作人员均应避免接触患者;原则上不予探视,探视者需要进入隔离室时应采取相应的隔离措施。

五、常见传染病隔离种类

根据病原体传播途径的不同,实施相应的隔离措施(表5-1)。

表5-1　常见传染病隔离种类、传播途径、隔离措施

隔离种类	传播疾病	传播途径	隔离措施						
			病室要求	口罩	帽子	隔离衣	防护服	戴手套	护目镜
严密隔离	霍乱、鼠疫、传染性非典型性肺炎(SARS)、人感染高致病性禽流感、新型冠状病毒、埃博拉出血热	直接或间接传播:飞沫、分泌物、排泄物	专用隔离室,单间病室	√	√	√	√	√	√
接触隔离	新生儿脓疱病、破伤风、气性坏疽、狂犬病、铜绿假单胞菌感染等	直接或间接接触:体表或伤口	专用隔离室,单间病室	√	√	√	√	√	
呼吸道隔离	肺结核、流脑、百日咳、腮腺炎、麻疹	空气传播	专用隔离室,相同病原体的感染患者可同居一室	√	√			√	
肠道隔离	细菌性痢疾,伤寒,病毒性肠胃炎、甲型肝炎、戊型肝炎、脑膜炎、心包炎、脊髓灰质炎	间接或直接传播:消化道分泌物及粪便	同种病原体感染的患者可同居一室,床旁隔离	√	√			√	
血液—体液隔离	病毒性肝炎、艾滋病、梅毒、黄热病、登革热、疟疾	直接或间接接触:血液或体液传播	同种病原体的感染者可同室隔离	√	√			√	√
昆虫隔离	乙型脑炎、流行性出血热、疟疾、斑疹伤寒	传播媒介:昆虫	病室应有防蚊、防鼠设施	√	√				
保护性隔离	大面积烧伤、早产儿、白血病、器官移植、免疫缺陷	抵抗力特别低下	专用隔离室,单间病室	√	√	√			

第三节 隔离技术

一、概念

隔离技术(isolation technique)是为了保护患者和工作人员,避免相互传播,减少感染和交叉感染的发生而实施的一系列操作技术。

二、隔离技术基本操作方法

(一)口罩、帽子的使用

目的:

(1)戴帽子可以避免医务人员的头屑掉落、头发散落或被污染。

(2)戴口罩能有效地保护患者和医务人员,避免与他人接触,并防止无菌物品、清洁物品或创面受到飞沫的污染。

口罩:

应根据不同的操作要求选用不同种类的口罩。

(1)外科口罩:手术室工作或护理免疫功能低下患者、进行体腔穿刺等操作时应戴。

(2)医用防护口罩:接触经空气传播或近距离接触经飞沫传播的呼吸道传染病患者时应戴。

帽子:

分为布制帽子和一次性帽子。

(1)在进入污染区和洁净环境之前、进行无菌操作等时,必须戴帽子。

(2)被患者血液、体液污染时,必须立即更换。

(3)布制帽子应保持清洁,每次或每天更换与清洁。

(4)一次性帽子一次性使用。

准备:

(1)护士准备:着装整齐,剪指甲、洗手。

(2)用物准备:清洁口罩(一次性口罩或防护口罩)、清洁帽子。

(3)环境准备:整洁、宽敞。

操作规程:

(1)外科口罩的佩戴方法

戴(图5-1):

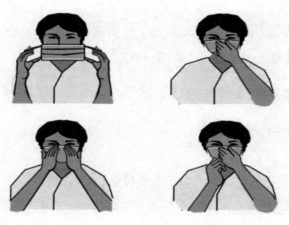

图5-1

①需要清洁双手,避免细菌、病毒沾染干净的外科口罩。

②在佩戴之前要明确口罩的内外面,一般是深色面朝外或者带有皱褶的一面朝内,带有鼻夹的一侧是朝上。

③将口罩的皱褶上下拉开,使口罩能够完整地覆盖口、鼻、下颌。

④用双手的指尖沿着鼻梁的金属条由中间向两边慢慢地向内按压,使金属条能够紧贴鼻梁,适当的调整口罩的位置,使口罩能够充分的贴合面部,再吸气、呼气感受口罩的气密性,使口罩的气密性能够非常好,就能够有效地保护自己。

脱(图5-2):

①摘口罩之前需洗净双手。

②先一只手把挂在一侧耳朵上的口罩带子摘下来,然后同法再摘另一侧。

③不要接触口罩的内层,将污染面向内折叠,丢入医疗垃圾桶,洗净双手。

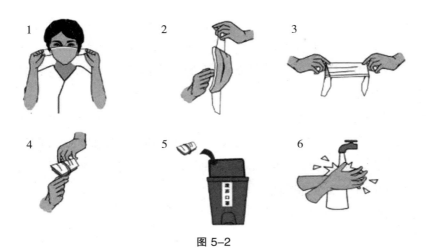

图 5-2

（2）医用防护口罩的佩戴方法（图 5-3）

①一手托住防护口罩,有鼻夹的一面背向外,将防护口罩罩住鼻、口及下巴,鼻夹部位向上紧贴面部。

②用另一只手将下方系带拉过头顶,放在颈后双耳下。

③再将上方系带拉至头顶中部。

④将双手指尖放在金属鼻夹上,从中间位置开始,用手指向内按鼻夹,并分别向两侧移动和按压,根据鼻梁的形状塑造鼻夹。

⑤在进入工作区域之前,使用者必须检查口罩与脸部的密合性。

A. 用双手罩住口罩,避免影响口罩在脸上的位置。

B. 如口罩无呼气阀,快速呼气;如口罩带呼气阀,快速吸气。

C. 如空气从鼻梁处泄漏,应按步骤④重新调整鼻夹;如空气从口罩边缘泄漏,应重新调整头带;如不能取得良好的密合,应重复步骤①~④。

D. 如没有感觉泄漏,可进入工作区工作。

图 5-3

注意事项:

①戴、脱口罩前应洗手,戴上口罩后,不可用污染的手接触口罩。

②口罩不用时应取下,不能挂在胸前,将污染面向内折叠,放入胸前清洁小口袋或小塑料袋内。

③口罩潮湿或被污染,应立即更换;接触严密隔离患者后应更换口罩。

④离开污染区前将口罩、帽子放入特定的污物袋内,以便集中处理。

⑤一次性口罩2~4h更换一次。医用外科口罩只能一次性使用。

⑥帽子应将头发全部遮住。

(3)避污纸的使用

目的:

用避污纸遮盖拿取物品或进行简单操作,可以保持双手或物品不被污染,可省略消毒洗手。

准备:

①护士准备:着装整齐,戴口罩、帽子,剪指甲、洗手。

②用物准备:避污纸、污物桶。

③环境准备:整洁、宽敞、安全。

操作规程:

取避污纸→从页面抓取所需的避污纸。

用后处理→使用后的避污纸丢入污物桶内,定期焚烧。

注意事项:

不可掀页撕取,以免污染下页纸片。图5-4。

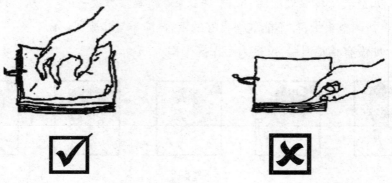

图5-4

（4）穿脱隔离衣

目的：

①保护工作人员和患者免受病原体的侵袭。

②防止病原微生物播散，避免交叉感染。

穿脱隔离衣

用手机扫一扫，了解更多信息

准备：

①护士准备：穿好工作服、工作裤，戴隔离帽、口罩，取下手表及其他首饰，卷衣袖过肘关节（夏季）或前臂中段（冬季），剪指甲、洗手。

②用物准备：隔离衣、挂衣架、消毒洗手设备、污物袋。

③环境准备：整洁、宽敞、安全。

操作规程（图5-5）：

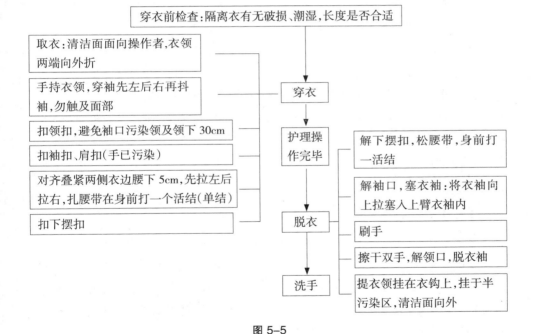

图 5-5

注意事项：

①穿隔离衣前要检查隔离衣，以保证无潮湿、无破损；隔离衣长短要合适，应全部遮盖工作服。

②在穿脱隔离衣的过程中，隔离衣的污染面不可碰触清洁面以及操作者的

面部、帽子。

③穿好隔离衣后,不得进入清洁区,双手应保持在腰部以上、视线范围以内,避免接触清洁物品。

④刷手顺序:前臂→腕部→手掌→手背→指缝→指甲。每只手刷1min,共刷2min,刷手时避免弄湿工作服,勿使水流入衣袖。

⑤隔离衣每日更换,如有溅湿或污染,应立即更换。(口诀见附件1、附件2)

附件1:穿隔离衣法(口诀)

一左二右三伸手,四扣领子五扣袖。

六拉左,七拉右,两片并拢身后裹。

九将腰带扎前面,最后扣好下摆扣。

附件2:脱隔离衣法(口诀)

首先解开下摆扣,二将腰带扎前面。

三解袖扣和肩扣,四塞袖筒消毒手。

五解领扣退双手,两片并拢挂衣钩。

(5)穿脱防护服

①临床医务人员在接触甲类或按甲类传染病管理的传染病患者时。

②接触经空气传播或飞沫传播的传染病患者,可能受到患者血液、体液、分泌物、排泄物喷溅时。

操作规程:

穿防护服:

①使用免洗消毒凝胶,进行七步洗手法洗手。

②戴一次性医用帽子,所有头发需包进帽子中。(对镜检查)

③戴N95口罩,一手托住口罩外侧,扣住口鼻,另一手撑开口罩两根皮筋,先拉住下侧的皮筋向后套住脖子进行固定,再拉开上侧的皮筋向后套于头部枕后位置。按压口罩上的铁条处,使口罩紧扣口鼻。随后理顺口罩两根皮筋,防止扭曲,再通过呼气检查口罩的密封性。

④穿一次性防护鞋套。

⑤选合适尺寸,戴内层丁腈手套(短)。

⑥选合适尺寸医用防护服,展开,拉开防护服拉链,由下至上穿防护服。(可坐在椅子上进行)抓住防护服帽子向上拎起,戴好后向下拉,调整舒适。撕开防护

服拉链处的胶条,严密贴合。（对镜检查）

⑦穿一次性鞋套。

⑧选合适尺寸,戴外侧丁腈手套（长）,需包住防护服袖口。

⑨戴面屏,海绵垫处齐眉,撕去面屏内外两层薄膜。穿戴完毕。

穿防护服流程（图5-6）:

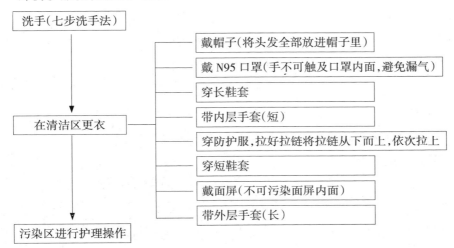

图5-6

脱防护服:

①在第一脱卸区使用免洗消毒凝胶,进行七步洗手法洗手。

②脱一次性鞋套,先脱临近第二脱卸区的那一侧的鞋套,脱掉后立即跨入第二脱卸区,另一侧腿悬空抬高,脱下鞋套后可落地进入第二脱卸区。鞋套丢入医用垃圾桶中。

③在第二脱卸区使用免洗消毒凝胶,进行七步洗手法洗手。

④脱下面屏,丢入医用垃圾桶中。使用免洗消毒凝胶,进行七步洗手法洗手。

⑤脱外层丁腈手套（长）,丢入医用垃圾桶中。使用免洗消毒凝胶,进行七步洗手法洗手。

⑥脱防护服,先撕开胶条粘贴处,拉开拉链。拉住帽子向后脱,将防护服脱至肩膀。使用免洗消毒凝胶,进行七步洗手法洗手。将脱下的防护服的内侧面向外卷,慢慢脱去袖子,随后由上至下脱全身,边脱边卷,直到完全脱去,将防护服丢入医用垃圾桶中。

⑦使用免洗消毒凝胶,进行七步洗手法洗手。脱一次性防护鞋套,先脱临近第三脱卸区的那一侧的鞋套,脱掉后立即跨入第三脱卸区,另一侧腿悬空抬高,脱下鞋套后可落地进入第三脱卸区。鞋套丢入医用垃圾桶中。

⑧使用免洗消毒凝胶,进行七步洗手法洗手。脱外层丁腈手套(长),丢入医用垃圾桶中。

⑨进入第四脱卸区,使用免洗消毒凝胶,进行七步洗手法洗手。脱 N95 口罩,先脱去下侧的皮筋,用一只手拉住,再脱上侧的皮筋,同时头略向前倾,两手同时拉住两根皮筋,脱下口罩。丢入医用垃圾桶中。

⑩使用免洗消毒凝胶,进行七步洗手法洗手。脱去一次性医用帽子,丢入医用垃圾桶中。

⑪使用免洗消毒凝胶,进行七步洗手法洗手。操作完毕。

脱防护服流程(图 5-7):

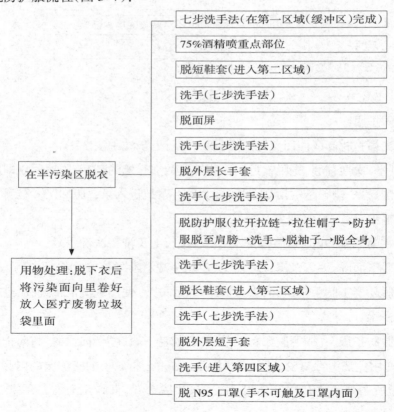

图 5-7

注意事项：

①穿防护衣时注意衣服不可触及地面，将防护服整理到最佳状态，在穿戴好防护服之后，可通过以上三个动作(举双臂，弯腰，下蹲)，检查防护服是否选择合适，并且看是否穿戴正确。

②穿防护服前，应严格检查所有防护用品，以保证无潮湿、无破损、包装严密，在有效期内。并根据自身选择合适的尺寸。

③防护服在穿的过程中，如有破损或污染，应立即更换。

④护士在穿防护服完毕后，从清洁区进入半污染区或污染区工作，中途不可返回清洁区。

⑤护士在脱防护服时，需严格按照流程的顺序进行脱卸，不可颠倒顺序或者遗漏手卫生的步骤，以防发生感染。

⑥在脱下防护手套前要尽量避免接触防护服的外表面，手套脱下后要尽量接触防护服的内表面，防护服脱下后应当是内表面朝外，将外表面和污染物包裹在里面，避免污染物接触到人体和环境。

⑦脱下的防护用品要集中处理，避免在此过程中扩大污染。

第四节　医疗废物

医疗废物是指医疗卫生机构在医疗、预防、保健以及其他相关活动中产生的具有直接或者间接感染性、毒性以及其他危害性的废物。医疗废物共分五类：感染性废物、损伤性废物、病理性废物、药物性废物、化学性废物。

一、感染性废物

见表5-2、图5-8~13。

表 5-2

感染性废物	
特点	携带病原微生物具有引发感染性疾病传播危险的医疗废物
类型	1.被病人血液、体液、具有传染性的排泄物污染的塑料、橡胶、棉、纤维及其他材质的废物
	2.一次性使用后废弃的医疗器械:注射器、输液器、透析器等
	3.微生物实验室废弃的病原体培养基、标本、菌种、毒种保存液;各种废弃的医学标本
	4.隔离的传染病病人、疑似传染病病人产生的生活垃圾
	5.在传染病区使用,或者用于传染病患者、疑似传染病患者以及采取隔离措施的其他患者的输液瓶/袋
收集方法	1.黄色带盖医疗垃圾桶收集
	(1)医疗垃圾桶内套专用黄色医疗垃圾袋。当容器 3/4 满时,垃圾袋封口并贴上专用标识
	(2)收集废弃的血液、血清、粪便标本及其他感染性废物
	(3)输血袋在输血 24h 后,单独收集于黄色医疗垃圾袋内
	(4)隔离的传染病人或疑似传染病人产生的废物(含生活废物)应用双层黄色医疗垃圾袋密闭包装
	2.微生物实验室的病原体培养基、标本和菌种、毒种保存液等,在产生地用压力蒸汽灭菌后再按照感染性废物收集
	3.废弃的尿液、胸腹水、脑脊液等标本可直接排入有污水处理系统的下水道

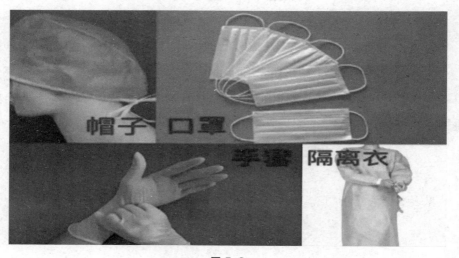

图 5-8

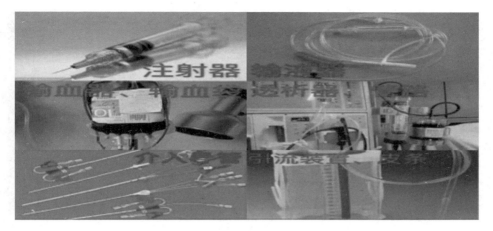

图 5-9

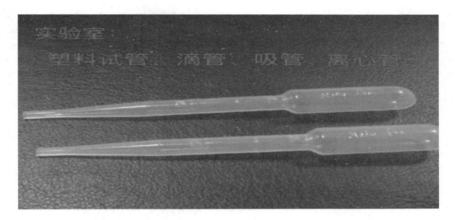

图 5-10

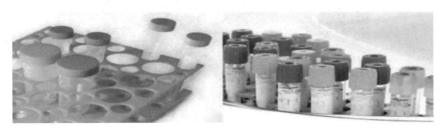

图 5-11

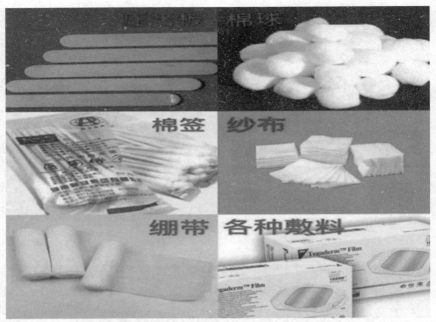

图 5-12

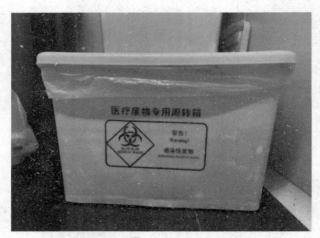

图 5-13

二、损伤性废物

见表 5-3、图 5-14~15。

表 5-3

	损伤性废物
特点	能够刺伤或者割伤人体的废弃的医用锐器
类型	1.废弃的金属类锐器,如医用针头、缝合针、针灸针、探针、穿刺针和各种导丝、钢钉、手术锯等
	2.废弃的玻璃类锐器,如盖玻片、载玻片、玻璃安瓿、破碎的玻璃试管
	3.废弃的其他材质类锐器,如一次性镊子、一次性探针、一次性使用塑料移液吸头等
收集方法	1.直接放入符合规定的黄色医疗专用锐器盒
	2.利器盒达到 3/4 满时,严密封口转运,按流程运送、贮存

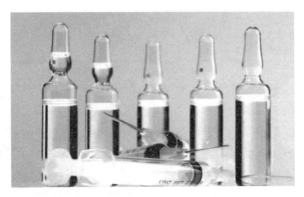

图 5-14

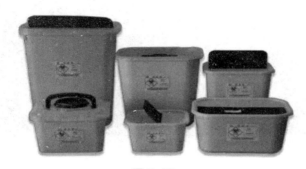

图 5-15

三、病理性废物

见表5-4、图5-16~17。

表5-4

病理性废物	
特点	诊疗过程中产生的人体废弃物和医学实验动物尸体等
类型	1.手术及其他诊疗过程中产生的废弃的人体组织、器官等
	2.医学实验动物的组织、尸体
	3.病理切片后废弃的人体组织、病理蜡块等
	4.传染病、疑似传染病及突发原因不明的传染病产妇的胎盘
	5.胎龄在16周以下,或胎重不足500g的死产胎儿
收集方法	1.直接放入医疗垃圾袋及带盖医疗垃圾桶
	2.胎儿遗体、婴儿遗体应依照《殡葬管理条例》规定,纳入遗体管理。严禁将胎龄16周以上或胎重500g以上胎儿遗体、婴儿遗体作为医疗废物处置
	3.分娩后的胎盘归产妇所有,任何单位和个人不得买卖胎盘。产妇在分娩前应与医疗机构办理胎盘处理手续,并随病史归档备查

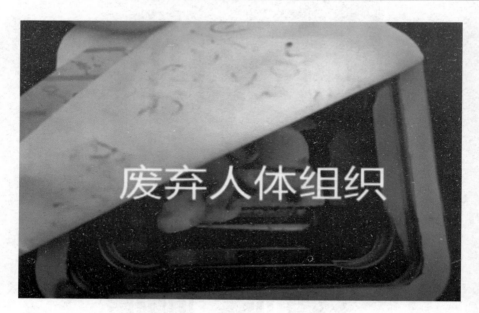

图5-16

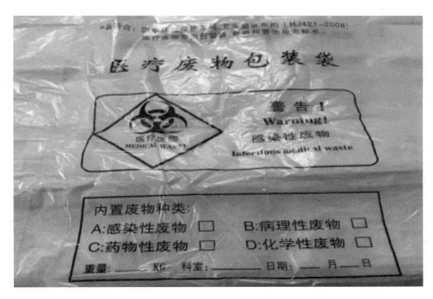

图 5-17

四、药物性废物

见表 5-5、图 5-18。

表 5-5

药物性废物	
特点	过期、淘汰、变质或者被污染的废弃的药物
类型	1.批量废弃的一般性药品,如抗生素、非处方类药品等
	2.废弃的细胞毒性药物和遗传毒性药物,包括致癌性药物、可疑致癌性药物、免疫抑制剂
	3.废弃的疫苗、血液制品等
	4.输液涉及使用细胞毒性药物(如肿瘤化疗药物等)、麻醉类药品、精神类药品、易制毒药品和放射性药品的输液瓶 / 袋
收集方法	1.批量的过期、淘汰、变质或者被污染的废弃药品,应按种类集中收集并登记后,退回生产厂家或交由危险废物处置机构处置
	2.少量的药物性废物,包括废弃的细胞毒性药物和遗传毒性药物、麻醉类药品、精神类药品、易制毒药品和放射性药品的药瓶可以直接放入用以盛装感染性废物医疗垃圾袋及医疗垃圾桶,但应当在标签上注明

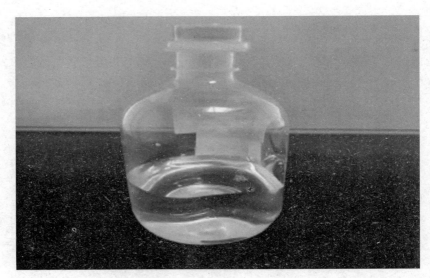

图 5-18

五、化学性废物

见表 5-6、图 5-19。

表 5-6

化学性废物	
特点	具有毒性、腐蚀性、易燃性、反应性的废弃的化学物品
类型	1.医学影像、医学实验使用后的废弃的化学试剂。废弃的甲醛、过氧乙酸、二甲苯、戊二醛等化学消毒剂
	2.废弃的含重金属物质的器具、物品,如含汞血压计、含汞温度计,以及口腔科等使用后的含汞物品等
	3.废弃的疫苗、血液制品等
收集方法	1.批量的废化学试剂(如乙醇、甲醛、二甲苯等),应交由专门的危险废物处置机构处置
	2.批量的含汞体温计、血压计等医疗器具报废时,应当交由专门危险废物处置机构处置

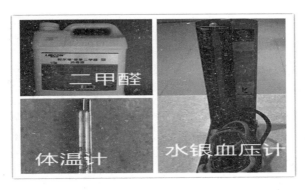

图 5-19

六、医用非医疗废物

见表5-7、图5-20~21。

表 5-7

	医用非医疗废物
特点	对人和环境无危害或危害程度很低,没有被患者血液、体液分泌物和排泄物污染,可以作为生活垃圾处置,或者进行规范的回收再利用
类型	1.患者使用的尿不湿、纸尿裤、尿片、卫生巾、卫生纸、B超耦合剂、擦拭纸等生活用品
	2.一次性的枕巾、无纺布、外包装等;化学冰袋、鞋套、袖套、皮肤清洁巾、擦手巾;一般试剂、消毒剂的空瓶等
	3.居民日常生活中废弃的一次性口罩,不属于医疗废物
收集方法	1.对于未被患者血液体液和排泄物等污染的输液瓶/袋,应当去除输液皮条和针头后,单独分类存放及回收
	2.医用非医疗废物按照生活垃圾处理

```
医疗废物分类(五类)
        ↓
产生科室分类收集 3/4 满,规范封口,贴标签
        ↓                              ↓
感染管理科、总务科、医院感染管理小组    回收:医疗废物回收人员回收、交接、双签名
        ↓                              ↓
        医疗废物暂存处(暂存时间不超过48h)
                    ↓
            第三方公司进行交接
```

图 5-20　医疗废物处理流程

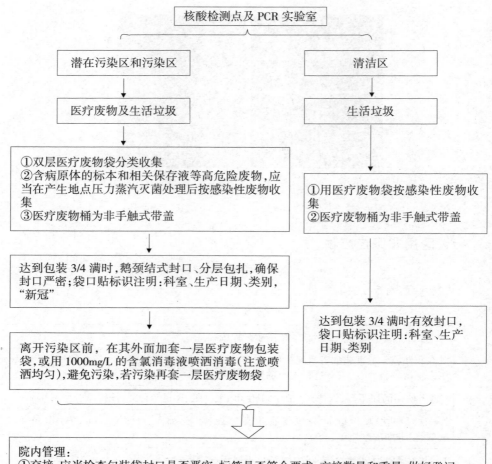

图 5-21 核酸检测医疗废物处置流程

（姬　艳　袁以恒　汤咏军）

第六章　消毒供应中心

消毒供应中心(central sterile supply department,CSSD)：是指负责对各科室的所有医疗器械、器具和物品进行清洗、消毒、灭菌和无菌物品供应的部门。根据有关法规，医疗器械、器具、物品等可以再利用的，需要清洗、消毒的，都要集中在消毒供应中心进行处置。消毒供应中心的工作质量，将直接关系到医院的医疗服务质量，乃至病人的生命安全。消毒供应中心的工作重点是确保无菌物品的质量，对医院感染的防治起着关键作用。

第一节　消毒供应中心的设置与布局

一、消毒供应中心的设置要求

(1)医院应独立设置消毒供应中心，周边环境应保持清洁、无污染源，并划分为污染区、清洁区和无菌区。

(2)消毒供应中心的平面布局应便于其达到"从污到洁"的工作流程，且不能产生洁污相交或回流；必须保证物品的流向由污→洁→灭菌，空气流向从洁→污，并有专门的通道，禁止交叉和逆行。

(3)消毒供应中心宜靠近手术室、产房和临床科室，或与手术室有直接传送的特殊通道:室内通风,光线充足。

(4)消毒供应中心建筑面积要满足医院相关的建设要求,同时也要考虑到今后的发展需要。

二、消毒供应中心分区布局

1. 去污区

为污染区域,是在 CSSD 中回收、分类、清洗和消毒的医疗器械、器具、物品(包括运输器具的清洗和消毒)的区域。回收分类和清洗按照工作流程划分为回收分类处、特殊感染物品处理处、手工清洗处、机械清洗处。清洗后的物品采用通道式双门互锁传递窗进入检查包装区。此区域工作人员应采用标准防护。

2. 检查包装区

为清洁区域,是在 CSSD 中检查、装配、包装和消毒的医疗器械、器具、物品(包括制造敷料等)的区域。敷料制作及包装间必须与诊疗器械、物品检查包装间分开,门窗合理设置;手术室器械需和病区器械分台、分区制作包装;设清洁物品入口和接受需要灭菌物品的传递窗;一次性无菌医疗用品的拆包间与灭菌物品存放间之间可采用通道式双门互锁传递连接。(图 6-1)

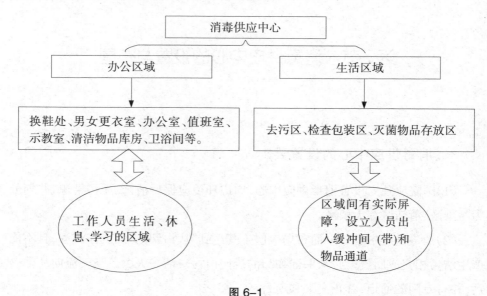

图 6-1

3. 无菌物品存放区

为清洁区域,是 CSSD 无菌物品存放、保管、发放的区域。包括无菌物品存放和(或)已拆除外包装的一次性使用无菌医疗用品存放间。灭菌物品存放区必须与其他区域隔断,尽量靠近灭菌室。

4. 缓冲间

去污区、检查包装区和无菌物品发放处进入都设有缓冲间。洗手及更换个人防护用品的缓冲间设置在去污区;洗手及按规定着装的缓冲间设置在检查包装区;无菌物品发放和下送车辆存放的缓冲间设置在无菌物品发放处。

第二节　消毒供应中心工作内容及流程要求

消毒供应中心器械的清洗、消毒、灭菌必须遵循回收、分类、清洗、消毒、检查、包装、消毒、储存、发放等基本操作流程。

一、去污区

(一)回收与分类

(1)回收各种污染的医疗器械、器具和物品,进行清点、核查和分类,以便分类处理。

(2)使用者应将重复使用的诊疗器械、器具和物品与一次性使用物品分开放置。

(3)重复使用的诊疗器械、器具和物品必须置于密闭的容器内,由消毒供应中心集中回收处理,如被朊毒体、气性坏疽及其他突发不明原因的传染病病原体污染，使用者应双层封闭包装并标明感染性疾病名称，并由 CSSD 单独进行回收。采用封闭式回收,禁止在诊疗场所进行清点,回收工具每次使用后必须清洗、消毒、干燥后备用。

（二）清洗

去除器械、器具和物品上污物的全过程。

1. 清洗方法

包括机械清洗和手工清洗，大部分常规器械的清洗采用机械清洗；精密、复杂器械的清洗以及有机物污染较重的器械的初步处理的清洗采用手工清洗。

2. 清洗步骤

包括冲洗、洗涤、漂洗和终末漂洗。清洗用水、物品及操作等遵循国家有关规定。

3. 消毒

对清洗后的器械、器具和物品进行消毒处理。消毒方法首选机械热力消毒，或湿热消毒，也可采用化学消毒。对被朊毒体、气性坏疽及其他突发不明原因的传染病病原体污染的诊疗器械，必须消毒灭菌再清洗。

4. 干燥

将清洗、消毒后的器械和物品用烘干机烘干，或用清洁毛巾或95%的乙醇擦拭干燥。但不能使用自然干燥方法进行干燥。

二、检查包装区

（1）器械的检查与保养。采用目测法或使用带光源放大镜检查干燥后的每件器械、器具和物品的清洗质量、器械的完好性、灵活性及咬合性等，并用润滑剂进行器械保养。

（2）装配与包装。将检查合格的器械、物品按要求装配、包装、封包，并注明标识，准备送处理。包装时，在每一个包内放置化学指示卡、包外贴化学指示胶带；包外注明物品名称、灭菌日期、失效日期、操作者及核对者代号或姓名、灭菌器锅号、锅次等。

（3）灭菌。将包装好的物品进行灭菌处理。

三、无菌物品存放区

1. 储存

灭菌后物品分类、分架存放在无菌物品存放区。一次性使用的无菌物品，在去掉外包装后进入无菌物品存放区存放。放置物品的存放架或柜与地面的高度是 20～25cm,离墙壁 5～10cm,距天花板 50cm;物品摆放时应固定位置,设置标识;消毒后直接使用的物品应干燥、包装后在专用货架存放。

2.无菌物品发放

物品发放遵循"先灭菌先发放,后灭菌后发放"的原则;在发放过程中,必须确认无菌物品的有效性;存放区内的物品一经发出,不得退回到存放区;并做好物品发放的记录。

四、常用物品的保养方法

(一)搪瓷类

(1)搪瓷类物品应轻拿轻放。

(2)不要与强酸、碱等接触;不要用粗糙的物品摩擦,以免造成瓷器脱落锈蚀。

(二)玻璃类

(1)玻璃类物品应轻拿轻放。

(2)避免骤冷骤热,以防突然收缩或膨胀而炸裂;防止碰撞,宜放于盒中或用纸包裹保存。

(三)橡胶类

(1)橡胶类物品不能接触易挥发的液体和酸碱,否则会变质和腐蚀。

(2)防止冷变硬,防止热变软、变形。

(3)避免在接触尖锐物体时被划伤。

(4)橡胶单应在干燥后撒上滑石粉,然后卷起来保存;橡胶导管晾干,避免在存放过程中过度扭曲;橡胶袋类倒置晾干,袋内吹入少量空气后拧紧塞子,以防止粘连。

(四)金属器械类

(1)金属器械要在干燥后涂上润滑油,防止生锈。

(2)尖锐的器械要分开摆放,刀刃可以用棉花包住,以免碰撞而损伤锋刃。

(五)棉麻、布类及毛织品

(1)布类应防霉、防火、防钩破。

(2)被褥、枕芯等经常曝晒,保持清洁。

（3）毛织品要勤晒，放樟脑丸保存，以防虫蛀。

（六）**高分子化合物**

（1）高分子化合物（尼龙、涤纶、腈纶、塑料等）应用温水擦洗，以防变硬。

（2）硅胶管应避免与乙醇、碘酊接触，以免脆化折断。

五、消毒供应中心的管理

消毒供应中心的管理工作，由护理管理部门、医院感染管理部门、人事管理部门、设备管理部门和后勤管理部门共同负责，保证消毒供应中心的正常工作，确保医疗安全。建立健全消毒供应中心的工作职责，建立操作规程、消毒隔离、监测、设备管理、器械管理（包括外来医疗器械）及职业安全防护等管理制度，以及突发事件的应急预案。建立质量管理追溯制度；完善质量控制过程的相关记录；同时建立与相关科室的联系制度。消毒供应中心的工作人员应接受与岗位职责相应的岗位培训，熟练掌握各类诊疗器械、器具与物品的清洗、消毒、灭菌的知识与技能；熟悉相关清洗、消毒、灭菌设备的操作使用规程；了解医院感染与控制的知识；学习职业安全防护的原则和方法。同时根据专业进展，开展继续教育培训，不断更新知识。

（汤咏军 董 宁）

第七章　新型冠状病毒肺炎防护

第一节　新型冠状病毒

一、概念

2019 新型冠状病毒（2019-nCoV，世卫组织 2020 年 1 月命名；SARS-CoV-2，国际病毒分类委员会 2020 年 2 月 11 日命名）。

冠状病毒是一个大型病毒家族，已知可引起感冒及中东呼吸综合征（MERS）和严重急性呼吸综合征（SARS）等较严重疾病。新型冠状病毒是以前从未在人体中发现的冠状病毒新毒株。

新型冠状病毒肺炎（Corona Virus Disease 2019，COVID-19），简称"新冠肺炎"，世界卫生组织命名为"2019 冠状病毒病"，是指 2019 新型冠状病毒感染导致的肺炎。

二、病原学特点

1.病毒结构

新型冠状病毒（SARS-CoV-2）属于 β 属的冠状病毒，有包膜，颗粒呈圆形或椭圆形，直径 60～140nm，具有 5 个必需基因，分别针对核蛋白（N）、病毒包膜（E）、基质蛋白（M）和刺突蛋白（S）四种结构蛋白及 RNA 依赖性的 RNA 聚合酶

（RdRp）。核蛋白（N）包裹 RNA 基因组构成核衣壳，外面围绕着病毒包膜（E），病毒包膜包埋有基质蛋白（M）和刺突蛋白（S）等蛋白。

2.抵抗力

冠状病毒对紫外线和热敏感，56℃，30min、乙醚、75%乙醇、含氯消毒剂、过氧乙酸和氯仿等脂溶剂均可有效灭活病毒，氯己定不能有效灭活病毒。

3.致病性

刺突蛋白通过结合血管紧张素转化酶 2（ACE-2）进入细胞，体外分离培养时，新型冠状病毒 96h 左右即可在人呼吸道上皮细胞内发现，而在 VeroE6 和 Huh-7 细胞系中分离培养需 4~6d。

4.抗原变异与流行

某些变异会影响病毒生物学特性，如 S 蛋白与 ACE-2 亲和力的变化将会影响病毒入侵细胞、复制、传播的能力。世界卫生组织（WHO）提出的"关切的变异株"（variant of concern，VOC）有 5 个，分别为阿尔法（Alpha）、贝塔（Beta）、伽马（Gamma）、德尔塔（Delta）和奥密克戎（Omicron）。目前奥密克戎（Omicron）株感染病例已取代德尔塔（Delta）株成为主要流行株，（Omicron）株传播力强于（Delta）株，致病力有所减弱。

三、流行病学特点

见图 7-1。

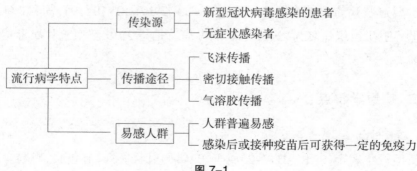

图 7-1

四、临床表现

见图 7-2。

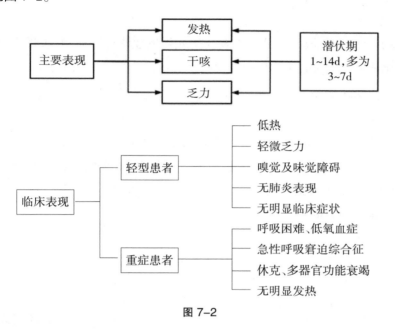

图 7-2

（一）症状

以发热、干咳、乏力为主要表现。部分患者鼻塞、流涕、咽痛、嗅觉味觉减退或丧失、结膜炎、肌痛和腹泻等为主要表现。

1.轻型患者

表现为低热（低热:37.3℃～38℃；中等热:38.1℃～39℃；高热39.1℃～41℃；超高热41℃及以上）、轻微乏力、嗅觉及味觉障碍等，无肺炎表现。

（1）在感染新型冠状病毒后也可无明显临床症状。

（2）曾接种过疫苗者及感染奥密克戎（Omicron）株者以无症状及轻症为主。

（3）有临床症状者主要表现为中低度发热、咽干、咽痛、鼻塞、流涕等上呼吸道感染症状。多数患者预后良好。

2.重症患者

（1）多数患者:发病一周后出现呼吸困难和（或）低氧血症。严重者可快速进展为急性呼吸窘迫综合征、脓毒症休克、难以纠正的代谢性酸中毒和出凝血功能障碍及多器官功能衰竭等。

（2）极少数患者有中枢神经系统受累及肢端缺血性坏死等表现。

（3）重型、危重型患者：病程中可为中低热，甚至无明显发热。

3.儿童患者

病例症状相对较轻，部分儿童及新生儿病例症状可不典型，表现为呕吐、腹泻等消化道症状或仅表现为反应差、呼吸急促。

（二）实验室检查

一般检查：

（1）早期：患者外周血白细胞总数正常或减少，可见淋巴细胞计数减少。

（2）患者 C 反应蛋白（CRP）和血沉升高。重型、危重型患者可见 D- 二聚体升高、外周血淋巴细胞进行性减少。

（三）微生物学检查

见表 7-1。

表 7-1

核酸检测	
方法	通过检测病毒基因组中特定的核酸序列，从而判断被试者当前是否被感染
特点	操作要求高、检测灵敏度高、特异性好，2～3h 可出结果
抗体检测	
方法	通过检测人血清、血浆和静脉全血样本中 IgM/IgG 抗体，来判断受检者是否被感染
特点	操作简单方便，适用于大量疑似病例和无症状感染者检测，最快 15min 以内出结果
抗原检测	
方法	通过尿液、血液和唾液等样本与抗原检测试剂进行反应，结果判断呈阳性，则被感染
特点	对实验室要求较低，可用于早筛查、早诊断，适合基层医院大规模筛查

最后诊断，还需结合流行病学史、临床表现和基础疾病等情况进行综合判断。

（四）胸部影像学

早期呈现多发小斑片影及间质改变，以肺外带明显。进而发展为双肺多发磨玻璃影、浸润影，严重者可出现肺实变，胸腔积液少见，心功能不全患者可见心影增大和肺水肿。

五、诊断标准

根据流行病学史、临床表现、实验室检查综合分析,做出诊断。新型冠状病毒核酸检测阳性为确诊的首要标准。未接种新型冠状病毒疫苗者,新型冠状病毒特异性抗体检测可作为诊断的参考依据。

(一)疑似病例

有流行病学史中的任何 1 条,且符合临床表现中任意 2 条。无明确流行病学史的,符合临床表现中任意 3 条;或符合临床表现中的 2 条,同时新型冠状病毒特异性 IgM 抗体阳性(近期接种过新型冠状病毒疫苗者不作为参考指标)。

1. 流行病学史

(1)发病前 14d 内。

①有病例报告社区的旅行史或居住史。

②与新型冠状病毒感染者有接触史。

③曾接触过来自有病例报告社区的发热或有呼吸道症状的患者。

(2)聚集性发病(2 周内在小范围如家庭、办公室、学校班级等场所,出现 2 例及以上发热和 / 或呼吸道症状的病例)。

2. 临床表现

1. 有发热和(或)呼吸道症状等新冠肺炎相关临床表现。

2. 具有上述新冠肺炎影像学特征。

3. 发病早期白细胞总数正常或降低,淋巴细胞计数正常或减少。

(二)确诊病例

疑似病例同时具备以下病原学或血清学证据之一者:

(1)新型冠状病毒核酸阳性。

(2)未接种新型冠状病毒疫苗者新型冠状病毒 IgM 抗体和 IgG 抗体均为阳性。

六、治疗与护理

(一)根据病情确定隔离管理和治疗场所

(1)无症状感染、轻型病例。实行集中隔离管理,相关集中隔离场所不能同时隔离入境人员、密切接触者等人群。隔离管理期间应做好对症治疗和病情监测,如病情加重,应转至定点医院治疗。

(2)普通型、重型、危重型病例和有重型高危因素的病例应在定点医院集中治疗,其中重型、危重型病例应当尽早收入 ICU 治疗,有高危因素且有重症倾向的患者也宜收入 ICU 治疗。

(二)一般治疗

(1)卧床休息,加强支持治疗,保证充分能量和营养摄入;注意水、电解质平衡,维持机体内环境稳定。

(2)密切监测生命体征,特别是静息和活动后的指脉氧饱和度等。

(3)根据病情监测血常规、尿常规、CRP、生化指标(肝酶、心肌酶、肾功能等)、凝血功能、动脉血气分析、胸部影像学等。有条件者可行炎症因子检测。

(4)根据病情给予规范有效氧疗措施,包括鼻导管、面罩给氧和经鼻高流量氧疗。

(5)抗菌药物治疗:避免盲目或不恰当使用抗菌药物,尤其是联合使用广谱抗菌药物。

(6)呼吸支持治疗。

①鼻导管或面罩吸氧

PaO_2/FiO_2 低于 300mmHg 的重型患者均应立即给予氧疗。接受鼻导管或面罩吸氧后,短时间(1~2h)密切观察,若呼吸窘迫和(或)低氧血症无改善,应使用经鼻高流量氧疗(HFNC)或无创通气(NIV)。

②经鼻高流量氧疗或无创通气

PaO_2/FiO_2 低于 200mmHg 应给予经鼻高流量氧疗(HFNC)或无创通气(NIV)。接受 HFNC 或 NIV 的患者,无禁忌症的情况下,建议同时实施俯卧位通气,即清醒俯卧位通气,俯卧位治疗时间应大于 12h。

③有创机械通气

一般情况下,PaO_2/FiO_2 低于 150mmHg,应考虑气管插管,实施有创机械通气。早期恰当的有创机械通气治疗是危重型患者重要的治疗手段。

④气道管理

加强气道湿化,建议采用主动加热湿化器,建议使用密闭式吸痰,必要时气管镜吸痰;积极进行气道廓清治疗,如振动排痰、高频胸廓振荡、体位引流等;在氧合及血流动力学稳定的情况下,尽早开展被动及主动活动,促进痰液引流及肺康复。

⑤体外膜肺氧合(ECMO)

ECMO 启动时机:在最优的机械通气条件下($FiO_2 \geqslant 80$,潮气量为 6ml/kg 理想体重,$PEEP \geqslant 5cmH_2O$,且无禁忌证),且保护性通气和俯卧位通气效果不佳,并符合以下条件之一,应尽早考虑评估实施 ECMO。

A. $PaO_2/FiO_2 < 50mmHg$,超过 3h;

B. $PaO_2/FiO_2 < 80mmHg$,超过 6h;

C. 动脉血 pH<7.25 且 $PaCO_2 > 60mmHg$,超过 6h,且呼吸频率>35 次 /min;

D. 合并心源性休克或者心脏骤停。

符合 ECMO 指征,且无禁忌症的危重型患者,应尽早启动 ECMO 治疗。延误时机,会导致患者预后不良。

ECMO 模式选择:仅需呼吸支持时选用静脉 – 静脉方式 ECMO(VV–ECMO),是最为常用的方式。

儿童心肺代偿能力较成人弱,对缺氧更为敏感,需要应用比成人更积极的氧疗和通气支持策略,指征应适当放宽;不推荐常规应用肺复张。

⑥循环支持:危重型患者可合并休克,应在充分液体复苏的基础上,合理使用血管活性药物,密切监测患者血压、心率和尿量的变化,以及乳酸和碱剩余。必要时进行血流动力学监测,指导输液和血管活性药物使用,改善组织灌注。

⑦抗凝治疗:重型或危重型患者合并血栓栓塞风险较高。对无抗凝禁忌症者,同时 D– 二聚体明显增高者,建议预防性使用抗凝药物。发生血栓栓塞事件时,按照相应指南进行抗凝治疗。

⑧急性肾损伤和肾替代治疗:危重型患者可合并急性肾损伤,应积极寻找病因,如低灌注和药物等因素。在积极纠正病因的同时,注意维持水、电解质、酸碱平衡。

三、抗病毒治疗

某些抗病毒药物,经临床观察研究,显示可能具有一定的治疗作用。目前较为一致的意见认为,具有潜在抗病毒作用的药物应在病程早期使用,建议重点应用于有重症高危因素及有重症倾向的患者。

不推荐单独使用洛匹那韦、利托那韦和利巴韦林,不推荐使用羟氯喹或联合使用阿奇霉素。

四、护理措施

(1)根据患者病情,明确护理重点并做好基础护理。

(2)重症患者,密切观察患者生命体征和意识状态,重点监测血氧饱和度。

(3)危重症患者 24h 持续心电监测,每小时测量患者的心率、呼吸频率、血压、SpO_2,4h 测量并记录体温一次。

(4)合理、正确使用静脉通路,并保持各类管路通畅,妥善固定。

(5)卧床患者定时变更体位,预防压疮。

(6)做好无创机械通气、有创机械通气、人工气道、俯卧位通气、镇静镇痛、体外膜肺氧合诊疗的护理。

(7)特别注意患者口腔护理和液体出入量管理,有创机械通气患者防止误吸。

(8)清醒患者及时评估心理状况,做好心理护理。

(9)重视患者早期康复介入,针对新冠肺炎患者呼吸功能、躯体功能以及心理障碍,积极开展康复训练和干预,尽最大可能恢复体能、体质和免疫能力。

五、解除隔离

(一)解除隔离管理标准

轻型病例连续两次新型冠状病毒核酸检测 N 基因和 ORF 基因 Ct 值均≥35(荧光定量 PCR 方法,界限值为 40,采样时间至少间隔 24h),或连续两次新型冠状病毒核酸检测阴性(荧光定量 PCR 方法,界限值<35,采样时间至少间隔 24h),可解除隔离管理。

(二)出院标准

(1)体温恢复正常 3d 以上。

(2)呼吸道症状明显好转。

(3)肺部影像学显示急性渗出性病变明显改善。

(4)连续两次新型冠状病毒核酸检测 N 基因和 ORF 基因 Ct 值均≥35(荧光

定量PCR方法,界限值为40,采样时间至少间隔24h),或连续两次新型冠状病毒核酸检测阴性(荧光定量PCR方法,界限值低于35,采样时间至少间隔24h)。

满足以上条件者可出院。

(三)解除隔离管理、出院后注意事项

在解除隔离管理或出院后,应持续7d的居家健康监测,佩戴口罩,有条件的居住在通风良好的单人房间,尽量减少与家庭成员的密切接触,合理分餐饮食,做好洗手,避免外出。

(四)预防

1.新型冠状病毒疫苗接种

接种新型冠状病毒疫苗可以减少新型冠状病毒感染和发病,是降低重症和死亡发生率的有效手段,符合接种条件者均应接种。符合加强免疫条件的接种对象,应及时进行加强免疫接种。

2.一般预防措施

(1)保持良好的个人及环境卫生,均衡营养、适量运动、充足休息,避免过度疲劳。

(2)提高健康素养,养成"一米线"、勤洗手、戴口罩、公筷制等卫生习惯和生活方式,打喷嚏或咳嗽时应掩住口鼻。

(3)保持室内通风良好,科学做好个人防护,出现呼吸道症状时应及时到发热门诊就医。

(4)近期去过高风险地区或与新型冠状病毒感染者有接触史的,应主动进行新型冠状病毒核酸检测。

第二节 新冠病毒疫苗接种

一、疫苗种类

见图 7-3。

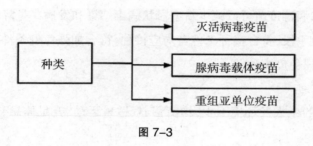

图 7-3

二、疫苗接种剂次和间隔

见图 7-4。

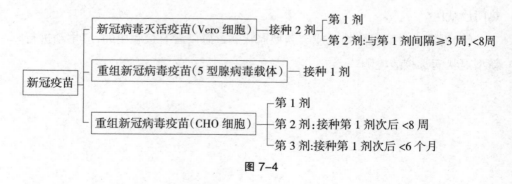

图 7-4

三、接种途径和接种部位

（1）推荐上臂三角肌肌内注射。

（2）没有上臂人员，可以在大腿前外侧中部，肌内注射。

四、疫苗接种适应症

下列情况可以接种新冠疫苗：

有过敏疾病：尘螨、食物、花粉、酒精、药物过敏。

药物控制良好：

（1）高血压病患者：血压＜160/100mmHg。

（2）糖尿病患者：空腹血糖≤13.9mmol/L，且无急性并发症。

（3）抑郁症药物控制良好，生活工作如常者。

（4）正在使用各种降糖药物包括注射胰岛素者。

（5）服用稳定剂量左甲状腺素（优甲乐），甲功 T3、T4 与 TSH 正常。

（6）阿尔兹海默症、帕金森病患者药物控制良好。

（7）慢性荨麻疹患者，无需药物维持治疗。

（8）服用保健品或保健类中药者。

（9）免疫系统疾病患者，无需药物控制。

（10）肾移植后服用免疫抑制药物。

病情稳定：

精神疾病患者；稳定期慢性湿疹患者；慢性肝炎非治疗阶段；肝炎后肝硬化，口服药治疗阶段，肝功正常；心脏病、冠心病、冠状动脉粥样硬化患者；稳定期白癜风患者；非活动期肺结核患者；脓疱型以外的银屑病患者；强直性脊柱炎无急性疼痛表现，且炎症指标无明显异常者；脑卒中治愈者，或有后遗症（且病情稳定、血压控制平稳）者。

慢性病：

（1）慢性病人群。

（2）症状不明显的患者：慢性鼻炎、慢性咽炎。

（3）慢性阻塞性肺疾病非急性发作期，无明显咳喘患者。

术后恢复良好：

（1）恶性肿瘤术后恢复良好，不再进行放化疗者。

（2）支架、搭桥及安装起搏器手术，术后恢复正常者。

（3）器官移植术后，恢复良好，体征平稳者。

（4）阑尾炎术后、人工流产术后，身体恢复良好，无其他不适者。

其他：

（1）轻、中度缺铁性贫血，不伴有其他症状者。

（2）肾病综合征患者。

（3）艾滋病患者、HIV 感染者。

（4）泌尿系统感染，无发热，处于非治疗阶段患者。

（5）单纯腹泻每日不超过三次，无发热者。

（6）骨折等外伤，未发生感染和发热者。

（7）月经期、备孕期、哺乳期，可以接种。哺乳期女性接种新冠病毒疫苗后，建议继续母乳喂养。

（8）侏儒症。

五、疫苗接种禁忌症

下列情况暂缓接种新冠疫苗：

（1）发热：任何原因引起，腋下体温≥37.3℃。

（2）疾病急性发作期：痛风、重感冒、心梗、脑梗、荨麻疹、皮肤瘙痒症状等。

（3）恶性肿瘤患者：手术前后，正在进行化疗、放疗期间。

（4）具有头痛、头晕、恶心、呕吐、胸闷、胃部不适症状者。

（5）诸如病毒或其他病毒引起的急性腹泻者。

（6）重度缺铁性贫血和(或)伴有肝脾肿大、心功能异常、或合并感染等症状者。

（7）已知或怀疑患有严重呼吸系统疾病者。

下列情况不能接种新冠疫苗：

（1）严重神经系统疾病患者：未控制的癫痫、横贯性脊髓炎、格林巴利综合征、脱髓鞘疾病等。

（2）严重过敏反应者：既往接种疫苗出现急性过敏反应；血管神经性水肿、呼吸困难。

（3）接种新冠病毒疫苗后出现任何神经系统反应者。

（4）对疫苗成分及辅料和制备工艺中使用的物质过敏者。

（5）急慢性发作期患者：正在发热者；未控制的严重慢性病患者。

（6）妊娠期妇女。

（7）患血小板减少症或出血性疾病患者。

（8）淋巴瘤和白血病患者。

（9）自身免疫系统疾病病情未控制，激素用量大于每天 20mg，或者正在应用大剂量免疫制剂的患者。

六、接种要求

（一）迟种补种。

（1）新冠灭活疫苗需要接种 2 剂次，对 2 剂或 3 剂次程序的疫苗，未按程序完成接种者，建议尽早补种。免疫程序无需重新开始，补种完成相应剂次即可。

（2）14d 内完成 2 剂新冠病毒灭活疫苗接种者，在第 2 剂接种 3 周后尽早补种 1 剂灭活疫苗。对在 14～21d 完成 2 剂新冠病毒灭活疫苗接种的，无需补种。

（3）新冠灭活疫苗在 14～21d 完成 2 剂接种的，无需补种。

（4）既往新冠肺炎病毒感染者（患者或无症状感染者），在充分告知基础上，可在痊愈 6 个月后接种 1 剂新冠病毒疫苗。

（5）建议使用同一生产企业的疫苗产品完成接种。如遇当地疫苗无法继续供应，或者异地接种等特殊情况，无法用同一生产企业的疫苗产品完成接种时，可采用相同种类的其他生产企业的疫苗产品完成接种。

（二）与其他疫苗同时接种。

（1）新冠病毒疫苗不推荐与其他疫苗同时接种。其他疫苗与新冠病毒疫苗的接种间隔＞14d。

（2）接种后怀孕或在未知怀孕的情况下接种了新冠病毒疫苗，不推荐仅因接种过新冠病毒疫苗而采取特别医学措施（如终止妊娠），建议做好孕期检查和随访。

（3）有备孕计划的女性，不必仅因接种新冠病毒疫苗而延迟怀孕计划。

（4）任何情况下，当因动物致伤、外伤等原因需接种狂犬病疫苗、破伤风疫苗、狂犬病免疫球蛋白、破伤风免疫球蛋白时，不考虑接种时间间隔，优先接种上述疫苗和免疫球蛋白。

(5)如果先接种了狂犬病疫苗、破伤风疫苗、狂犬病免疫球蛋白、破伤风免疫球蛋白等,需先完成上述疫苗最后一剂次接种,再间隔 14d,方可接种新冠病毒疫苗。

(6)注射人免疫球蛋白者应至少间隔 1 个月以上,再接种新冠病毒疫苗,以免影响疫苗免疫效果。

七、接种注意事项

(一)接种前

(1)接种新冠疫苗前,要先了解自己的身体状况。如果自己不很清楚是否属于禁用人群,则接种时需主动提供健康证明,且接种点的医生会判断是否可以接种。

(2)注意休息,最好不要空腹接种,让身体保持在一个较好的生理状态。

(3)新冠病毒疫苗接种部位为上臂三角肌,建议穿方便穿脱的宽松衣服。且按组织接种人员通知携带身份证、手机、口罩等物品。

(4)在疫苗接种前无需开展新冠病毒核酸及抗体检测。

(二)接种中

(1)接种新冠疫苗期间,应全程佩戴口罩。

(2)按接种点标识有序排队,保持一米以上社交距离。并向医生主动提供自己健康状况,近期服用的药物信息;如实填写知情同意书。

(3)如果接种部位有伤口,尽量避开伤口选择另一侧进行接种。

(4)接种当日注射部位保持干燥并注意个人卫生,适当休息。

(三)接种后

(1)注射疫苗后,应在接种点观察 30min。

(2)将止血棉签丢入医疗垃圾桶或黄色医疗废物垃圾袋中。

(3)在接种疫苗后要密切观察体征,如有发热,应及时到医院就诊,及时上报疫苗接种机构。

(4)在疫苗接种后一周之内,尽量不要与个人以往已知的过敏性物质和常见的过敏源进行接触,尽量不要饮酒、不要吃辛辣物、海鲜,清淡饮食,多喝水。

(5)接种后不建议进行常规抗体检测,且抗体检测结果不能作为免疫成功与否的依据。

第三节 新冠病毒检测技术

目前新冠病毒的检测方法有三种:核酸检测、特异性抗体检测、抗原检测。核酸检测阳性为确诊的首要标准。

一、核酸检测

1.概念

核酸检测主要是病原体(病毒)核酸的检测,核酸检测的物质是核酸,即检测新冠病毒的基因组 RNA 或 DNA 结构。检测血液中是否存在病毒核酸,诊断有无病原体感染。

2.原理

人感染病毒之后,首先会在呼吸系统中进行繁殖,因此可以通过检测痰液、鼻咽拭子中的病毒核酸,判断人体是否感染病毒。各种流感、肺结核、麻疹、手足口病、甲型肝炎、乙型肝炎、丙型肝炎、艾滋病等感染性疾病,核酸检测都可以确诊。

核酸检测是查找患者的呼吸道标本、血液或粪便中是否存在外来入侵的病毒的核酸(RNA),来确定是否被新冠病毒感染。因此一旦检测为核酸"阳性",即可证明患者体内有病毒存在。

3.方法

核酸扩增检测方法,在鼻、口咽拭子、痰和其他下呼吸道分泌物、粪便等标本检测新型冠状病毒核酸。规范采集标本,标本采集后尽快送检,以提高检测准确性。

4.取样方式

标本种类包括:咽拭子、鼻咽拭子、痰液、呼吸道抽取物、支气管灌洗液、肺泡灌洗液、肛拭子。大部分医院采用的是口咽拭子取样本,因为方便采集,痛苦也最小。但在感染新冠病毒的患者中,鼻咽拭子的病毒载量明显高于口咽拭子。

5.检测流程

第一步:采集标本。

口咽拭子:操作者手持拭子柄缓慢将拭子头伸入口腔,越过舌根,在咽后壁上下、扁桃体隐窝、腭弓各部位来回擦拭至少3次。大概15s完成采样。

鼻咽拭子:先用采集棉签测量鼻孔距耳廓前距离,距离约等于拭子头触及鼻咽后壁进入鼻道的深度。操作者手持拭子柄以平行上腭的方向插入一侧鼻孔,拭子柄垂直于被检测者面部,缓慢将拭子头送至鼻咽后壁,在鼻咽黏膜上旋转1周,收集黏膜细胞。大概15s完成采样。

注意事项:

①口咽拭子采集标本时,避免触及口腔中的舌、悬雍垂、口腔黏膜、唾液。

②采集完毕,将棉签拭子缓慢退出,拭子头勿碰触手套和其他物品,以免造成标本污染。

③采集后将棉签拭子头垂直插入标本管中,沿拭子柄折痕折断,保证拭子柄低于管口水平,标本管盖必须盖紧,密封确保完好,无渗漏。

④如被检测者有以下情况需谨慎行鼻咽拭子采集:近期鼻部外伤、手术;严重的鼻中隔偏曲;上鼻道的慢性阻塞;严重的凝血功能异常等,必要时需签署知情同意书。

⑤操作者对每一位被检测者采集核酸前、后,均要进行严格的消毒。

⑥操作过程中,放在首位的是被检测者安全,时刻关注其反应,如检测者出现不能耐受、黏膜出血等不良反应,应立即停止操作。

⑦采集操作过程中会出现不适感,如口咽部刺激可能会诱发恶心,拭子通过鼻腔过程中可能会引发轻度疼痛或酸胀感等,操作者需耐心解释,得到被测者的配合。

⑧感染期每个病例必须采集急性期呼吸道标本(包括上呼吸道标本或下呼吸道标本),重症病例优先采集下呼吸道标本;根据临床需要可留取便标本、全血标本、血清标本和尿标本。物品和环境标本根据监测需求采集。

第二步:标本送检。

将样本送往指定的实验室进行检验,通常情况下,取样地点与检测点并不是一处,核酸检测是极其灵敏且精密的实验,对环境有特殊的要求,需要将样本送往二级生物安全实验室,根据三级保护的标准进行检测。

第三步:签收标本,录入系统。

标本需要放入标本袋中,双层密封包装,放入生物安全的转运箱内,喷洒75%乙醇或0.2%含氯消毒剂,做好生物安全防护。运送至实验室,实验室进行签收并录入信息系统。录入系统后就会对接到每人的健康码。

第四步:提取核酸。

这步是距离病毒最近的环节。新冠病毒的核酸是包裹在蛋白质内部的RNA,因此检测人员要先用蛋白酶将外层的蛋白破坏,将病毒核酸暴露后才能检测,标本里面的核酸提取出来,才能进行扩增。

第五步:扩增检测。

扩增,简单来说,是一个病毒不易发现,那么把一个变两个,两个变四个……相当于病毒增多,这就容易发现了。这个过程需要 1 ~ 2h,仪器一旦启动扩增检测程序是不能停下来并中途添加新的标本的。所以这是核酸检测无法随到随测的原因。

第六步:结果判断分析。

分析:每进行一次检测,确保检测结果的可靠及准确,就需要加入相应的各种阴性对照、阳性对照、质控样品对照、生理盐水对照等,用以监测实验全过程的质量。

结果:阴性。无 Ct 值、无 S 形扩增曲线。

阳性。Ct 值小于等于检出限,且有 S 形扩增曲线,可报告为阳性。

灰区。Ct 值位于灰区,建议重复实验,若重做 Ct 值仍处于灰区,但出现明显的 S 形扩增曲线,该样本判断为阳性,否则为阴性。

第七步:检测报告查询。

检测结果出来后,检测人员要查看结果、核对标本信息、结果发放、上传数据、数据传输、生成绿码。平台进行大数据发布,最后网上就可以查询核酸检测结果了。

6.核酸检测注意事项

(1)前往核酸检测点采样检测,首先带好个人有效证件。

(2)采样 30min 前,不吸烟、喝酒、咀嚼口香糖。

(3)检测者检测时,全程正确佩戴口罩,检测前取下口罩,检测后需要立即戴好口罩。

（4）等待检测时，请注意全程佩戴口罩。

（5）在检测时，听从现场工作人员指引，有序完成扫码、登记、采样等工作流程，现场与他人保持间距在 1m 以上，不交谈，不聚集。

（6）鼻咽拭子采集时，可能出现少量鼻腔出血，一般不需要特殊处理，如出血量较多请及时到医院进行处理。

（7）核酸检测一般 24h 就可以拿到结果。

（8）如果当天接种新冠病毒疫苗，24h 后再进行核酸检测。

二、抗原检测

在核酸检测基础上，增加抗原检测作为补充，检测方便快捷，10～20min 可出检测结果。

（一）抗原检测适用人群

（1）有呼吸道、发热等症状且出现症状 5d 以内的人员。

（2）隔离观察人员，包括居家隔离观察、密接和次密接、入境隔离观察、封控区和管控区、防范区内的人员。

（3）有抗原自我检测需求的社区居民。

（二）抗原检测试剂盒卡型

目前上市的抗原检测试剂盒有卡片型和卡塞型两种卡型，可以根据个人需求选取合适的产品。

卡片型试剂盒：操作简单，无需使用样本处理管。图 7-5。

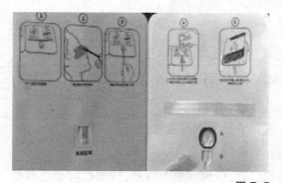
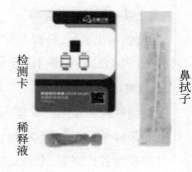

图 7-5

卡塞型试剂盒：体积小，运输和日常携带方便。图7-6。

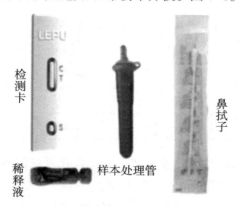

图 7-6

（三）抗原检测采集方法

1. 采集部位

鼻、鼻咽及口咽（图7-7）。

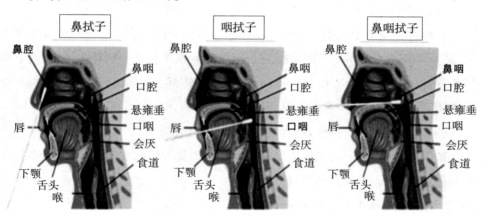

图 7-7

2. 鼻拭子、鼻咽拭子及口咽拭子采集区别（表7-2）

（四）抗原自测操作流程

1. 抗原自测前准备

（1）洗手：流动清水或手部免洗消毒液清洁双手。

（2）阅读说明书：仔细阅读抗原自测试剂配套说明书，了解检测流程及抗原自测相关注意事项。

表7-2 鼻拭子、鼻咽拭子及口咽拭子区别

项目	鼻拭子	口咽拭子	鼻咽拭子
自测难度	简单	困难	困难
不良反应	无	咳嗽、恶心	酸痛、流泪
采样深度	浅	深	深
	距鼻尖1~1.5cm	距唇部4~5cm	距鼻尖4~5cm

（3）试剂检查准备：检查抗原自测试剂是否在有效期内，检查用物是否齐全完整，包括鼻拭子、采样管、检测卡等内容物。

（4）环境要求：胶体金试纸条检测要求的温度是14℃~30℃，湿度是40%~60%的常温条件下，避免过冷、过热或过度潮湿环境，导致检测结果异常。

（5）抗原检测卡拆除包装后放于平坦、宽敞、清洁处。

2.抗原检测标本采集

（1）年龄14岁及以上，可自行进行鼻腔拭子采样。

自检者先用卫生纸擤去鼻涕。小心拆开鼻拭子外包装，手部避免接触拭子头。随后头部向上微仰，一手持棉签拭子，将棉签拭子头从一侧鼻孔伸入，沿下鼻道的底部向后缓缓深入1~1.5cm后，贴鼻腔旋转至少4圈（停留时间>15s），随后使用同一拭子对另一鼻腔重复相同操作。

（3）年龄2~14岁自检者应由其他成人代为采样。

被采样者头部微仰，采样人员一手轻扶被采集人员的头部，一手持棉签拭子从一侧鼻孔伸入，采集方法同自行采样。

3.抗原检测结果分析及判读

（1）将采集样本后的鼻拭子置于采样管中，拭子头应在保存液中旋转混匀≥30s，接着用手隔着采样管外壁挤压拭子头≥5次，确保样本与采样管的保存液充分混匀，样本应充分洗脱于采样管中。

（2）隔着采样管外壁，用手将拭子头液体挤干后，将棉签拭子弃去。采样管盖盖后，采样管垂直将液体滴入检测卡样本圆孔中。

（3）5~10min后进行结果判读。

阳性结果："C"和"T"处均显示出红色或紫色条带，"T"处条带颜色可深可

浅,均为阳性结果。

阴性结果:"C"处显示出红色或紫色条带,"T"处未显示条带。

无效结果:"C"处未显示出红色或紫色条带,无论"T"处是否显示条带。结果无效,需重新取试纸条重测。

流程图(图7-8):

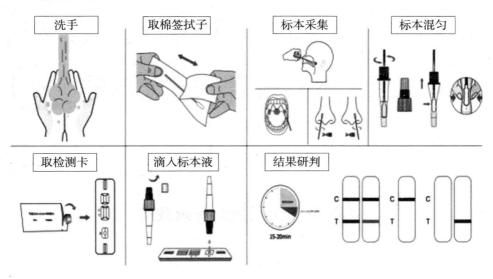

图7-8

4.废弃物处理

(1)隔离观察人员:所有使用后的采样拭子、采样管、检测卡等装入密封袋,由管理人员参照医疗废物处理。

(2)社区居民:检测结果阴性的,使用后的所有鼻拭子、采样管、检测卡等装入密封袋中后作为一般垃圾处理;检测结果阳性的,在人员转运时一并交由医疗机构按照医疗废物处理。

5.抗原检测结果处理方式

见图7-9。

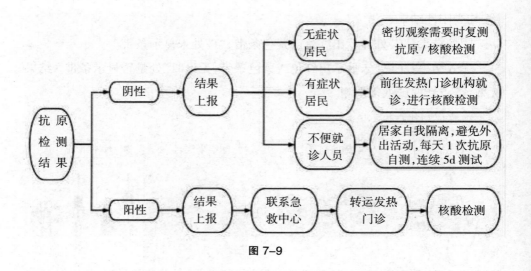

图 7-9

第四节　新冠肺炎健康教育

一、防疫"三件套"

见图 7-10。

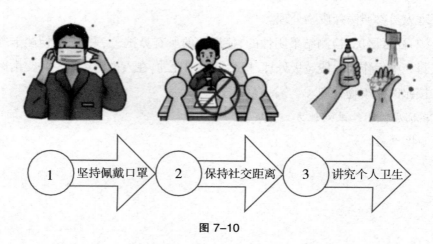

图 7-10

（一）坚持佩戴口罩

每个人都是自身健康的第一责任人。普通公众在公共场合规范佩戴口罩。口罩的正确佩戴、存放、清洁是保持其有效性的关键。建议普通公众选用一次性医用口罩、医用外科口罩或以上级别防护口罩。

1.科学选择，佩戴口罩

口罩防护级别从高到低排序：N95（医用防护口罩）＞医用外科口罩＞普通医用口罩＞其他各式口罩＞不戴口罩。

2.佩戴口罩，遵守规定

见图 7-11。

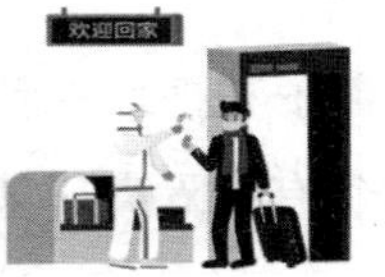	室内人员密集场所：商场、超市、展馆、机场、码头、会场和酒店公共区域等
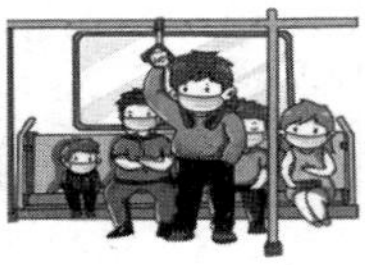	乘坐公共交通工具：厢式电梯、飞机、火车、轮船、长途车、地铁等
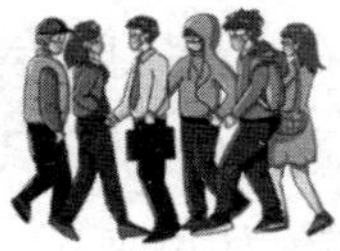	室外人员密集场所：露天广场、剧场、公园等
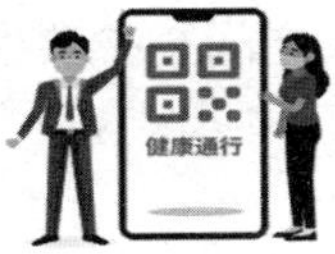	健康检查：医院就诊、陪护、体温检测、查验健康码、登记行程信息等
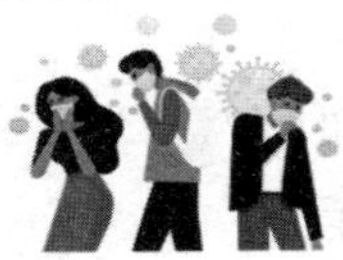	出现症状：鼻咽不适、咳嗽、打喷嚏、发热等
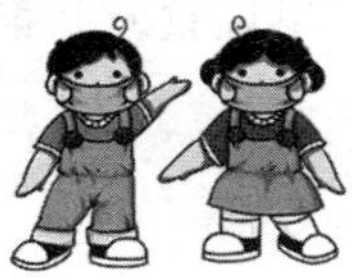	非进食状态：在餐厅、食堂

图 7-11

3.佩戴口罩,注意事项

(1)佩戴口罩前一定要认真清洗双手。

(2)每个口罩累计佩戴时间<6h。

(3)口罩出现脏污、变形、损坏、异味时需及时更换。

(3)在跨地区公共交通工具上,或医院等环境使用过的口罩不建议重复使用。

(4)需重复使用的口罩在不使用时宜悬挂于清洁、干燥、通风处。

(5)戴口罩期间如出现憋闷、气短等不适,应立即前往空旷通风处摘除口罩。

(6)外出要携带备用口罩,存放在原包装袋或干净的存放袋中,避免挤压变形,废弃口罩归为干垃圾处理。

(7)建议家庭存留少量颗粒物防护口罩、医用防护口罩备用。

(8)戴上口罩后,应该尽量减少用手触摸口罩,不要露出鼻子和把口罩移到下巴、脖子处,或者把口罩套在胳膊、手臂上,这些行为不能达到有效隔离病菌的目的。

(二)保持社交距离

保持社交距离是指在两个人或更多人之间建立起一道由物理距离构成的屏障,从而阻止或抑制病毒的传播。

保持社交距离"一米线"的目的是防止人员聚集,导致病毒在人群之间传播。与他人保持安全距离,可以延缓病毒的传播速度。研究表明:在重力作用下,飞沫从人体口鼻排出到落地的水平距离一般在 1 米以内,近距离接触,如果吸入含有病毒的飞沫,则有感染的风险。因此,建议在公共场合,人与人之间至少要保持1m 以上的距离。

保持"一米线"的场所:

商业场所:商场、超市、酒店、菜场等,在购物、结账时。

公共场所:银行、医院等,在检测核酸、候诊、接种疫苗排队时。

人流集散区域:地铁、公交、机场、车站、码头等,在排队乘车时。

工作场所:会议、办公座位相互保持 1m 以上的社交距离,单位食堂排队就餐,用餐期间不扎堆、攀谈。

（三）讲究个人卫生

1.洗手要经常

要经常洗手。包括在制备食品之前、期间和之后；咳嗽或打喷嚏后；照护患者时；饭前便后；手脏时；在处理动物或动物排泄物后，立刻用肥皂、含有酒精的洗手液和清水洗手。建议采用七步洗手法，做到有效的手部清洁要遵循以下 12 个字：勤洗手、半分钟、流水洗、要擦干。

2.防护要主动

在自己咳嗽或打喷嚏时，应用纸巾或袖口或屈肘将口鼻完全遮住，并将用过的纸巾立刻扔进封闭式垃圾箱内，并洗手。尽量避免去人群密集的公共场所。同时注意，保持家庭和工作场所开窗通风，环境清洁，一天三次，每次 15min。如有需要，可以用酒精、消毒湿巾氯消毒剂等进行消毒。

3.饮食要安全

养成良好卫生习惯和生活方式，使用公筷制，将肉和蛋类彻底煮熟食用，处理生食和熟食之间要洗手，切菜板及刀具要分开。

4.膳食要平衡

均衡营养，多食用新鲜的蔬果，以补充维生素及膳食纤维。多吃鱼、肉、鸡蛋、牛奶、豆类和坚果。戒烟戒酒，多喝水，一天最少 1500ml。

二、防疫"五还要""一接种"

见图 7-12。

1.口罩还要戴

在乘坐交通工具、进入医疗机构等场所时，应科学佩戴口罩；进入密闭空间、人群密集区域或与他人密切接触时，应及时佩戴口罩；出现感冒、咳嗽症状时，自觉佩戴口罩。

2.社交距离还要留

尽量减少去人群密集处或室内密闭场所，遵守公共场所秩序，不要拥挤，自觉与他人保持 1m 距离。避免与有咳嗽、打喷嚏等呼吸道症状的人群接触。

3.咳嗽喷嚏还要遮

咳嗽、打喷嚏时尽量避开他人，用纸或弯曲的手肘遮挡口鼻，防止飞沫飞溅，

口罩还要戴

社交距离还要留

咳嗽喷嚏还要遮

双手还要经常洗

窗户还要尽量开

接种疫苗

图 7-12

使用后的纸立即丢进垃圾桶并洗手。

4.双手还要经常洗

饭前便后、触摸公共物品、咳嗽打喷嚏遮挡口鼻后、接触生鲜食材后,都要及时用流动水和洗手液,按照七步洗手法规范洗手,不要用脏手触摸眼、口、鼻。

5.窗户还要尽量开

每日至少开窗通风 2 次,每次 30min 以上,以形成空气对流为佳,保持清新、整洁的生活环境。

6.积极接种新冠疫苗加强针

接种疫苗仍然是预防新冠肺炎最有效、最经济的手段,中国的新冠疫苗可以有效降低住院、重症和死亡率,而且现有国产疫苗对德尔塔毒株仍有良好的预防作用。在身体条件许可的情况下,建议尽早接种疫苗,使我们国家尽早形成群体性免疫。

三、校园疫情防控

行为习惯篇

戴口罩,勤洗手,自我防护不能少。

不扎堆,不聚众,保持距离要做到。

晒太阳,多运动,强身健体很重要。

要离地,报行踪,居家隔离勤上报。

常消杀,多通风,新冠病毒无处逃。

出入校园篇

返校前,要核酸,检测结果要阴性。

出入校,查体温,检查通过方可行。

晨午检,莫忘记,异常情况应说明。

外来人,要报批,自觉登记互提醒。

防输入,工作细,防控措施不能停。

校园防控篇

勤消毒,多巡视,防控指南要记熟。

日排查,详记录,师生状况要清楚。

出入口,留一处,偏门封闭不留路。

餐桌处,设隔板,错峰就餐控人数。

车慎入,需登记,严格停放指定处。

齐抓共管篇

物资齐,管理严,全员培训很关键。

守岗位,责任担,人人都做防控员。

不失察,不漏管,防控疫情于未然。

有情况,启预案,应急处置须妥善。

护师生,守校园,联防联控保平安。

(姬　艳　周芬华　鲍美娟)

第八章　护士职业防护

护理人员的工作主要集中在医院,而医院是病原体最集中的地方,护士在执行医疗技术的过程中,存在着潜在的职业危险。对其身体和心理健康都有一定的直接或间接的影响。因此,护理人员要认识到职业损伤的危害因素,采取积极、科学的预防措施,加强职业防护,以保证职业安全。

第一节　职业防护概述

一、职业防护的相关概念及意义

(一)职业防护的相关概念

(1)职业暴露(occupational exposure):是指由于职业关系使从业人员暴露在有害因素中,而有可能损害健康或危及生命的一种状态。

(2)护理职业暴露(occupational exposure of nursing):是指护士在从事诊疗、护理活动过程中,接触有毒、有害物质或病原微生物,以及受到心理社会等因素的影响而损害健康或危及生命的职业暴露。

(3)护理职业风险(nursing occupational risk):是指在护理服务过程中可能发生的一切不安全事件。

（4）职业防护（occupational protection）：是针对可能造成机体损伤的各种职业性有害因素，采取有效措施，以避免职业性危害的发生，或将危害降低到最低程度。

（5）护理职业防护（ocaupational protection of nursing）：是指在护理工作中针对各种职业性有害因素采取有效措施，以保护护士免受职业性有害因素的危害，或将危害降至最低程度。

（二）护理职业防护的意义

1.提高护士职业生命质量

护士的职业保护不仅可以预防职业伤害，而且可以防止环境和行为不当所造成的危险。护理人员的职业防护，可以有效地保护护士的身体，减轻护士的精神压力，增强护士的社会适应能力，从而提高护士的职业生命质量。

2.规避护理职业风险

通过了解和规范的职业防护知识，可以增强护士的职业安全意识，并自觉遵守职业规范，有效地控制职业危害，从而达到科学、有效地预防护理工作中的职业风险。

通过对职业防护知识的理解，能够提高护士职业安全意识，并能有效地控制职业危害，从而达到预防护理工作中的职业危险的目的。

3.营造和谐的工作氛围

护理职业环境的安全，不仅可以使护士的心情愉悦，而且可以增强其职业满意度、安全感、成就感，进而使其产生职业认同感。和谐的工作环境可以缓解护士的精神压力，提高护士的精神状态，提高护士的职业适应能力。

二、职业暴露的有害因素

（一）生物性因素

生物性因素主要是指医务人员在从事规范的诊断、治疗、护理及检验等工作过程中，意外吸入或食入病原微生物或接触含有病原微生物的污染物。护理工作环境中主要的生物性因素为细菌和病毒。图8-1。

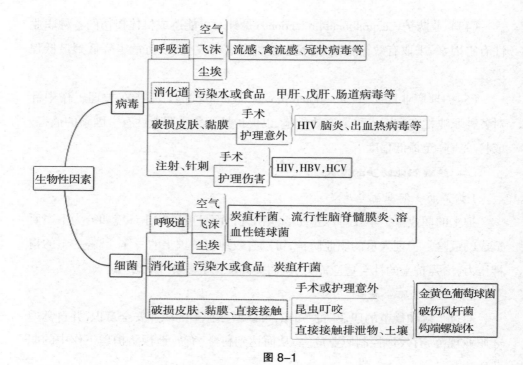

图 8-1

（二）物理性因素

在日常护理工作中，常见的物理性有害因素有锐器伤、放射性危害及温度性伤害等。图 8-2。

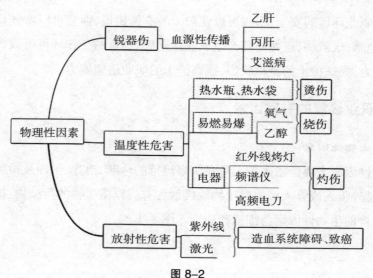

图 8-2

（三）化学性因索

化学性因素是指医务人员在从事规范的诊断、治疗、护理及检验等工作过程中,通过多种途径接触到化学物质。在日常工作中,护士长期接触化疗药物、汞、多种消毒剂及麻醉废气等可造成身体不同程度的伤害。图8-3。

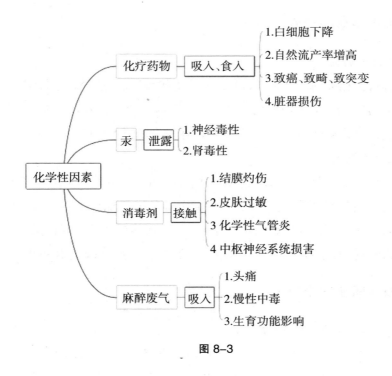

图 8-3

第二节　护理职业防护的管理

为了维护护士的职业安全、规范护士的职业安全防护工作,预防护理工作中发生职业暴露。且在发生暴露之后能够得到及时处理,必须要依据和参照国家有关法规,充分做好防护管理工作。

一、职业安全组织管理的完善

职业安全组织管理分为三级管理,即医院职业安全管理委员会、职业安全管理办公室、科室职业安全管理小组三级管理,分别承担相应的职业安全管理工作。

二、规章制度的建立健全

1.建立健全制度

制订并健全相关的工作制度,包括:职业保护制度、职业暴露报告制度、处理程序、风险评估标准、消毒隔离制度、转诊制度、各种有害因素监控制度、医疗废物处理制度。严格遵守,是保障护理人员职业安全的根本措施。

2.规范操作行为

制订各项工作规范,健全各项工作流程,以保证护士的职业保护工作有章可循,有法可依。制订各种预防职业暴露的工作指南并完善操作规程,使护理职业防护工作有章可循、有法可依,从而降低各类职业暴露的机会。如血源性病原体职业暴露操作规程、预防锐器伤操作规程及预防化疗药物暴露操作规程等。

三、加强职业安全教育

1.职业安全知识的培训与考核

各级卫生行政部门必须对护理职业暴露危害程度有较高的认识,并切实加强对护士的保护。提供一定人力、物力、政策、技术等方面的支持,做好上岗前培训和定期在职培训和考核。同时,护士的职业安全也是学校和毕业后教育的重要内容。

2.增强护士职业防护意识

护理工作并不只是提供安全、无差错的医疗服务,更重要的是在工作中防止自身避免受损。护理人员应充分了解职业危害,提高职业防护意识,提高自身的专业知识和技能水平,以增强自我职业防护意识。

四、改进护理防护设备

医院管理人员应充分了解其危害,建立安全、健康的工作环境,建立健全检测系统、医疗设备及职业防护措施,以保证护理人员的安全。

1.防护设备及用品

①常用的防护设施及设备,有层流净化设施、感应式洗手设施、生物安全柜等。

②个人防护用品,有 N95、N99 口罩、面罩、护目镜、围裙、一次性隔离衣、鞋套及人工呼吸专用防护面罩等。

③安全用品,如安全注射装置和符合国际标准的一次性锐器回收盒等。

2.建立静脉药物配制中心

建立符合国际标准的操作环境,并配备经过严格培训的药剂师和护士。根据药物特性,严格按照操作程序配制全静脉营养液、化疗药物及抗生素等,以保证临床用药的安全性和合理性,减少药物对护士的危害。

五、强化和推进标准预防

护士必须正确掌握各级防护标准、防护措施及各种防护用品的使用方法,以防止防护不足或防护过度。

六、重视护士的个人保健

定期进行健康查体和免疫接种(表 8-1)。

表 8-1　定期进行健康查体和免疫接种

方案	种类
必须接受的方案	重组乙型病毒性肝炎疫苗、流行性感冒疫苗(灭活的或亚单位疫苗)、麻疹活疫苗、腮腺炎活疫苗、风疹活疫苗、水痘 – 带状疱疹活疫苗
可选择的方案（特殊情况下）	卡介苗、甲型病毒性肝炎疫苗、流行性脑脊髓膜炎多糖疫苗(A, C, W135, Y 四联疫苗)、脊髓灰质炎疫苗、狂犬疫苗(地鼠肾组织培养人用疫苗)、破伤风与白喉疫苗、伤寒疫苗、牛痘疫苗(天花疫苗)

第三节　常见护理职业暴露及防护

一、血源性病原体职业暴露

(一)血源性病原体职业暴露原因

1. 接触血液与体液的操作

(1)在进行接触血液、体液的操作时未戴手套。

(2)在接触病人的血液、体液时,手部发生皮肤破损,未戴双层手套,或发生意外,如病人的血液、分泌物溅入护士的眼睛、鼻腔或口腔中。

(3)在为病人实施心肺复苏时,徒手清理口腔内的分泌物及血液;口对口人工呼吸未用呼吸膜。

2. 针刺伤相关操作

导致护士职业暴露的主要原因是污染的针头刺伤或其他锐器伤。针刺伤最容易发生在针头使用后的丢弃环节。

(二)预防措施

(1)洗手:护士在接触患者血液、排泄物、分泌物及污染物品前后,无论是否戴手套都要洗手。

(2)做好个人防护:护士在发生血源性病原体职业暴露的科室工作时,应常规实施职业防护,包括戴手套、口罩、护目镜及穿隔离衣等。

(3)安全注射(safe injection):是指注射时不伤及病人和护士,并且保障注射所产生的废物不对社会造成危害。因此要确保提供安全注射所需要的条件,并遵守安全操作规程。

(4)医疗废物的处理:对使用过的一次性医疗用品和废弃物,均应放入双层防水污物袋内,密封并贴上特殊标记,送到指定地点,并由专人焚烧处理。

二、锐器伤

锐器伤是一种由医疗锐器,如注射器针头、各种穿刺针、手术刀、剪刀、碎玻璃及安瓿等造成的意外伤害,是常见的一种职业伤害。

(一)锐器伤发生的原因

1.医院管理因素

(1)教育培训:医院对新护士安全防护教育等相关培训不足。

(2)防护用品:安全防护功能的一次性医疗用品,如安全型留置针和无针静脉注射系统等使用不普及。

2.医护人员因素

(1)护士对锐器伤的危害性认识不足,缺乏相关防护知识,自我防护意识淡薄。

(2)操作技术不熟练、不规范,如徒手掰安瓿;随便丢弃一次性注射器针头、留置针针芯;直接用手接触锐器;器械传递不规范等,都与锐器伤的发生有密切关系。

(3)身心疲劳:工作量及压力过大,使护士易出现身心疲乏,在护理操作时精力不集中而导致误伤。

3.患者因素

在工作中遇到不配合的患者(如酗酒、精神病病人),在护理操作中护士易产生紧张情绪,操作失误导致发生锐器伤;在护理操作过程中患者突然发生躁动,使针头或刀片伤及护士。

(二)预防措施

1.提高安全意识

医院层面定期加强对护士锐器伤防护的培训;科室层面应在护士的护理操作中予以督促、提醒。特别是新上岗护士和实习护士,加强培训,提高自我防护意识,预防锐器伤的发生。

2.配备护理用品

在护理操作中配备足量的具有安全装置的护理物品,如手套、安全注射用具(真空采血系统、无菌正压接头及无针输液系统、可自动毁形的安全注射器、回缩或自钝注射器及安全型静脉留置针)等。

3.建立防护制度

建立锐器伤防护制度,严格执行护理操作常规和消毒隔离制度,执行标准的预防措施,规范操作行为,培养护士良好的职业素质。

4.锐器的规范使用

(1)在抽吸药液时,严格遵循无菌操作原则。

(2)在静脉用药时,最好采用三通给药。

(2)在使用安瓿制剂时,应先用砂轮划痕后再垫以棉球或纱布掰安瓿。

(4)制订完善的手术器械(刀、剪、针等)摆放及传递的规定,规范器械护士的基本操作。

(5)术前充分准备,了解高危患者情况,重点做好手术患者围手术期和手术期的安全防护工作。

5.及时改进引起锐器伤的危险行为(图8-4)

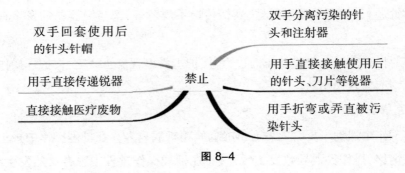

双手回套使用后的针头针帽

双手分离污染的针头和注射器

用手直接传递锐器

禁止

用手直接接触使用后的针头、刀片等锐器

直接接触医疗废物

用手折弯或弄直被污染针头

图8-4

6.正确处理使用后的锐器

锐器使用后应直接将其放入符合国际标准的锐器盒,封存好的锐器盒要有清晰的标志,以便于监督执行。严格执行医疗废物分类标准,锐器不应与其他医疗废物混放。

7.护患沟通

在护理过程中,应体谅和宽容不合作的患者,尽最大可能与其沟通,以取得患者及家属的信任,从而达到治疗与护理的目的。

8.加强护士的健康管理

(1)建立护士健康档案,定期为护士进行体检,并接种相应的疫苗。

（2）建立损伤后登记上报制度。

（3）建立锐器伤处理流程。

（4）建立受伤护士的监控体系,追踪护士的健康情况。

（5）适当调整护士工作强度和心理压力,实行弹性排班制,加强治疗高峰期的人力配备,以减轻护士的工作压力,提高工作效率和质量,减少锐器伤的发生。积极关心受伤护士,做好心理疏导,及时有效地采取预防补救措施。

9.锐器伤的应急处理流程(图 8-5)

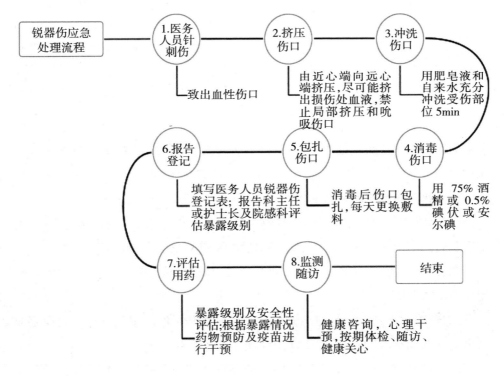

图 8-5

10.锐器伤后的血清学检测结果与处理措施(表 8-2)

三、化疗药物职业暴露

化学药物治疗(化疗)是指对病原微生物和寄生虫所引起的感染性疾病以及肿瘤采用的治疗方法。从狭义上讲,化疗多指对恶性肿瘤的化学治疗。给经常接

表 8-2　锐器伤后的血清学检测结果与处理措施

检测结果	处理措施
病人 HBsAg 阳性,受伤护士 HBsAg 阳性或抗 –HBs 阳性或抗 –HBc 阳性者	不需注射疫苗或乙肝免疫球蛋白(HBIG)
受伤护士 HBsAg 阴性或抗 –HBs 阴性且未注射疫苗者	24h 内注射 HBIG 并注射疫苗。于受伤当天、第 3 个月、6 个月、12 个月随访和监测
病人抗 –HCV 阳性, 受伤护士抗 –HCV 阴性者	于受伤当天、第 3 周、3 个月、6 个月随访和监测
病人 HIV 阳性,受伤护士 HIV 抗体阴性	经过专家评估后可立即预防性用药,并进行医学观察 1 年
	于受伤后 4 周、8 周、12 周、6 个月时检查 HIV 抗体
	预防性用药的原则:若被 HIV 污染的针头刺伤,应在 4h 内, 最迟不超过 24h 进行预防用药。即使超过 24h,也应实施预防性用药

触它的护士带来一定的潜在危害。这些潜在的危害与其接触剂量有关,大量接触化疗药物可对人体造成毒性反应以及某些远期的潜在危险。

（一）化疗药物职业暴露原因

（1）药物接触:准备化疗药物过程中,常发生在药物稀释时的振荡过程中。由于安瓿瓶内压力过大,排气时出现药物的喷洒或针剂药瓶出现破碎而漏出药物。

（2）药液外溢:在药物注射操作过程中,静脉注射药物前,排气或注射时针头连接不紧密造成。

（3）药物污染:在处理化疗药物使用后的过程中,使用过的化疗药物空瓶或剩余药物处理不当,工作环境或仪器设备可造成污染。

（4）直接接触:化疗患者的排泄物、分泌物或其他污染物,如患者的粪便、尿液、呕吐物、唾液及汗液中均含有低浓度的化疗药物,在污染被服后,如处理不当,化疗药物也会被护士接触到。

（二）预防措施

1.化疗防护应遵循两个基本原则

（1）减少与化疗药物的直接、间接接触。

（2）减少化疗药物污染环境。

2.具体防护措施

(1)环境要求:设专门的化疗药物配药间进行配制化疗药物,设备配备有空气净化装置或设置静脉药物配制中心。

根据中国静脉治疗护理技术操作规范(WS/T433-2013)规定,化疗药物配制室应配置符合要求的I级或I级垂直层流生物安全柜,以防止含有药物微粒的气溶胶或气雾对护士产生伤害,使之达到安全处理化疗药物的防护要求。并配备溢出包,内含防水隔离衣、一次性口罩、护目镜、面罩、乳胶手套、鞋套、吸水垫及垃圾袋等。其操作台面应覆以一次性防渗透性防护垫,以吸附溅出的药液,减少药液污染台面,污染或操作结束后及时更换。

(2)人员配备:化疗药物配制室工作人员要经过药学基础、化疗药物操作规程及废弃物处理等专门培训,需要通过专业理论和技术操作考核的护士。化疗护士应定期检查肝肾功能、血常规等,避免妊娠期及哺乳期护士直接接触化疗药物。

(3)配制防护:化疗药物配制防护措施与要求(表8-3)。

表8-3 化疗药物配制时的防护措施与要求

措施	要求
操作前准备	配药时穿防水、无絮状物材料制成、前部完全封闭的隔离衣,戴帽子、口罩、护目镜、双层手套(内层为PVC手套,外层为乳胶手套)
正确打开安瓿	打开安瓿前应轻弹其颈部,使附着的药粉降至瓶底。锯开安瓿时应垫纱布,避免药粉、药液外溢,或玻璃碎片四处飞溅,并防止划破手套
防止药物溢出	溶解药物时,溶媒应沿瓶壁缓慢注入瓶底,待药粉浸透后再晃动,以防药粉溢出
规范地稀释和抽取药物	稀释瓶装药物及抽取药液时,应插入双针头,以排除瓶内压力,防止针栓脱出造成污染
	抽取药液后,在药瓶内进行排气和排液后再拔针,不要将药物排于空气中
	抽取药液时用一次性注射器和针腔较大的针头,所抽药液以不超过注射器容量3/4为宜
	抽出药液后放入垫有PVC薄膜的无菌盘备用
操作后的处理	操作结束后,用水冲洗和擦洗操作台。脱去手套后彻底冲洗双手并进行沐浴,以减轻药物的毒副作用

(4)给药防护:化疗药物在给药时应注意自身防护,戴一次性口罩、双层手套,静脉给药时宜采用全密闭式输注系统。

（5）药物外溢的处理：

①化疗药物发生外溅：应穿戴防护用品，一次性口罩、面罩、防水隔离衣、双层手套、鞋套等，立即标明污染范围，避免他人接触。

②化疗药物发生溢出：水剂药物溢出，使用吸水纱布垫吸附；粉剂药物外溢，使用湿纱布垫擦拭，污染表面用清水清洗。做好相关记录：包括外溢药物的名称、时间、溢出量、处理过程及受污染人员。

（6）化疗药物污染物品的处理：

在存储、配制和应用化疗药物的所有区域都应配备专用的废弃物收集容器，所有在接收、存储和应用过程中有可能接触化疗药物的一次性物品，包括防护用品，都应视为化疗药物废弃物。如一次性注射器、输液器、针头、废弃安瓿及药瓶等，使用后必须放置在有毒性药物标识的专用容器中。

（三）化疗药物暴露后的处理流程（图8-6）

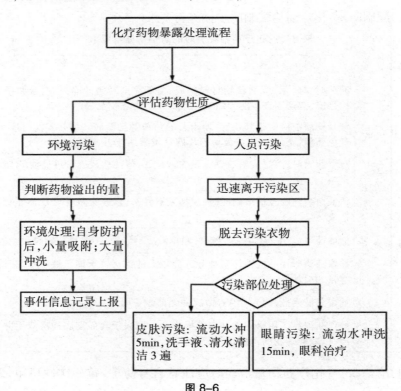

图8-6

四、汞泄漏职业暴露

汞是对人体健康危害极大而且环境污染持久的有毒物质，如临床常用的血压计、体温计、水温计等都含有汞。1 支体温计含汞 1g，1 台血压计约含汞 50g。1 支体温计被打碎后，外漏的汞全部蒸发，可使 15m² 房间的空气汞浓度达 222mg/m²，国家标准规定室内空气汞的最大允许浓度 0.01mg/m²，如果空气中汞含量大于 10～16mg/m²，可能危及人体健康。

(一)原因

1.不规范使用血压计

(1)使用血压计,给血压计加压时,打气过快过猛,压力过大,导致汞从玻璃管中喷出。

(2)使用血压计完毕,忘记关闭汞槽的开关,在合上血压计时,玻璃管中的汞就会泄漏。

(3)血压计使用完毕,关闭汞槽开关时,未倾斜血压计,使部分汞没有回到零位刻线以下,合上血压计盖时,这部分汞容易发生泄漏。

(4)再次测量血压时,玻璃管上端的残余汞还没有回到零位刻线以下,就开始加压,导致玻璃管上端的汞从顶端喷出。

(5)血压计故障,常见开关轴心和汞槽吻合不好,加压时导致汞泄漏。

2.不规范使用水银柱体温计

(1)护士原因:使用体温计容器不规范;未给患者详细讲解体温计的使用方法;体温测量后,未按时收回体温计或收回时未按规范放入容器内;甩体温计方法不正确等都可使体温计破碎,导致汞泄漏。

(2)患者原因:患者不慎摔破或折断体温计,导致汞泄漏。

(二)预防措施

1.完善体系,加强管理

建立汞泄漏化学污染的应急预案,规范汞泄漏的处理流程,配备汞泄漏处置包(内有硫磺粉、三氯化铁、小毛笔及收集汞专用的密闭容器等)。推荐使用电子体温计和电子血压计。

2.认识危害,提高防范意识

提高护士对汞泄漏危害的认识,临床护士工作中常有打碎体温计和血压计导致汞泄漏的经历,并且知晓汞的致毒途径和危害,但仅有部分护士能正确处理体温计、血压计泄漏的汞。因此,应加强对护士的专题培训,提高对汞泄漏的处理能力。

3.规范使用,灵活掌握

(1)规范使用血压计

①使用汞柱血压计前,需要检查汞槽开关有无松动,是否关闭,玻璃管有无裂缝、破损。有汞泄漏可能时,轻轻拍击盒盖顶端使汞液归至零位线以下。

②在使用过程中,应平稳放置,切勿倒置,充气不可过猛过高,测量完毕,应将血压计向右倾斜45°,使汞全部进入汞槽后再关闭开关。

③血压计要定期检查,每半年检测一次,及时维修有故障的血压计。

(2)规范使用体温计

①盛放体温计的容器应放在固定的位置,容器应表面光滑无缝,垫多层塑料膜,不应该垫纱布,以便于观察和清理泄漏的汞。

②使用体温计前应检查有无裂缝、破损,禁止将体温计放在热水中清洗或放沸水中煮,以免引起爆炸。

③使用体温计过程中要防止损坏,用体温计时勿碰触硬物,测量体温时应详细告知病人使用体温计的注意事项和汞泄漏的危害,用毕及时收回。

④测口温和肛温时不推荐使用汞式体温计。

⑤婴幼儿和神志不清病人禁止测量口温,测量时护士应守在床旁并及时收回体温计。

(三)汞泄漏的应急处理

含有水银的用品(如体温表、血压计)一旦被打碎、误服,出现水银泄漏现象,应立即采取措施(图8-7~8)。

五、艾滋病病毒职业暴露

艾滋病(AIDS)又称获得性免疫缺陷综合征,是指由人免疫缺陷病毒(HIV)感染而引起进行性免疫功能缺陷,继发各种机会性感染、恶性肿瘤和中枢神经系

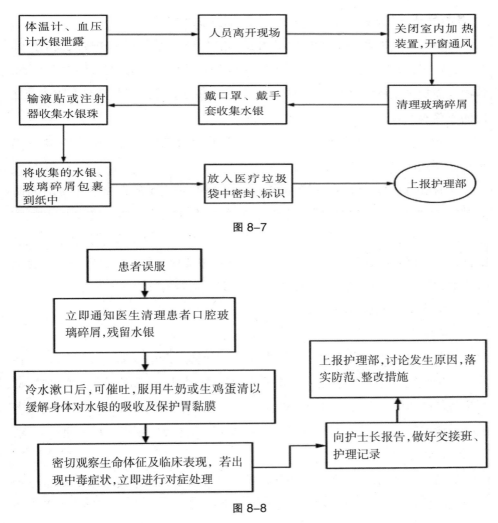

图 8-7

图 8-8

统病变的综合性疾患。

　　艾滋病病毒职业暴露是指医务人员从事诊疗、护理等工作过程中意外被艾滋病病毒感染者或者艾滋病病人的血液、体液污染了皮肤或者黏膜,或者被含有艾滋病病毒的血液、体液污染了的针头及其他锐器刺破皮肤,有可能被艾滋病病毒感染的情况。

　　医务人员预防艾滋病病毒感染的防护,遵照标准预防原则,采取以下措施:

（一）**防护措施**

（1）医务人员进行有可能接触病人血液、体液的诊疗和护理操作时必须戴手套,操作完毕,脱去手套后立即洗手,必要时进行手消毒。

(2)在诊疗、护理操作过程中,有可能发生血液、体液飞溅到医务人员的面部时,医务人员应当戴手套,戴具有防渗透性能的口罩、护目镜;有可能发生血液、体液大面积飞溅或者有可能污染医务人员的身体时,还应当穿戴具有防渗透性能的隔离衣或者围裙。

(3)若医务人员手部皮肤发生破损,在进行有可能接触病人血液、体液的诊疗和护理操作时必须戴双层手套。

(4)在进行侵入性诊疗、护理操作过程中,要保证充足的光线,并特别注意防止被针头、缝合针、刀片等锐器刺伤或者划伤;用后的锐器应当直接放入耐刺、防渗漏的利器盒,或者利用针头处理设备进行安全处置,也可以使用具有安全性能的注射器、输液器等医用锐器,以防刺伤;禁止将使用后的一次性针头重新套上针头套;禁止用手直接接触使用后的针头、刀片等锐器。

(二)发生职业暴露后的处理

1.局部处理

用肥皂液和流动水清洗污染的皮肤,用生理盐水冲洗黏膜;如有伤口,应在伤口旁端轻轻挤压,尽可能挤出损伤处的血液,再用肥皂液和流动水进行冲洗;禁止进行伤口的局部挤压;受伤部位的伤口冲洗后,应当用消毒液,如75%乙醇或者0.5%碘伏进行消毒,并包扎伤口;被暴露的黏膜,应当反复用生理盐水冲洗干净。

2.实施预防性用药

应当尽早开始,最好在4h内实施,最迟不得超过24h;即使超过24h,也应当实施预防性用药。包括基本用药程序和强化用药程序。基本用药程序为两种逆转录酶制剂,使用常规治疗剂量,连续使用28d;强化用药程序是在基本用药程序的基础上,同时增加一种蛋白酶抑制剂,使用常规治疗剂量,连续使用28d。

3.随访、咨询和汇总

在暴露后的第4周、第8周、第12周及6个月时对艾滋病病毒抗体进行检测,对服用药物的毒性进行监控和处理,观察和记录艾滋病病毒感染的早期症状等。对艾滋病病毒职业暴露情况进行登记、汇总并逐级上报。

(姬 艳)

附录

与医院感染管理有关的主要
法律法规、标准规范

1.中华人民共和国传染病防治法(中华人民共和国主席令第 17 号,2004 年 12 月 1 日实施,2013 年 6 月 29 日修订)。

2.医院感染管理办法(中华人民共和国卫生部令第 48 号,2006 年 9 月 1 日起施行)。

3.医疗废物管理条例(中华人民共和国国务院令第 380 号,2006 年 6 月 16 日起施行)。

4.医疗卫生机构医疗废物管理办法(中华人民共和国卫生部令,第 36 号,2003 年 10 月 15 日起施行)。

5.艾滋病防治条例(中华人民共和国国务院令第 457 号,2006 年 3 月 1 日起施行)。

6.疫苗流通和预防接种管理条例(中华人民共和国国务院令第 434 号,2005 年 6 月 1 日起施行)。

7.突发公共卫生事件应急条例(中华人民共和国国务院令第 376 号,2003 年 5 月 9 日起施行)。

8.医院感染暴发报告及处置管理规范(中华人民共和国卫医政发(2009)第 73 号,2009 年 10 月 1 日起实施)。

9.抗菌药物临床应用指导原则(2015 年版)(中华人民共和国卫办医发)。

国家标准(部分)

1.医院消毒卫生标准(GB 15982—2012)。

2.疫源地消毒总则(GB 19193—2015)。

3.内镜自动清洗消毒机卫生要求(GB 30689—2014)。

4.抗菌纺织品安全卫生要求(GB 31713—2015)。

5.医疗卫生用品辐射灭菌消毒质量控制(GB 16383—2014)。

6.医疗机构污染物排放标准(GB 18466—2005)。

7.小型压力蒸汽灭菌器效果监测方法和评价要求(GB/T 30690—2014)。

8.二氧化氯消毒剂发生器安全与卫生标准(GB 28931—2012)。

9.酚类、空气、医疗器械、手、皮肤、普通物体表面、疫源地、黏膜等消毒剂卫生要求(GB 27947～27954—2011)。

10.过氧化氢气体等离子体低温灭菌装置的通用要求(GB 27955—2011)。

11.二氧化氯、胍类、含碘、季铵盐类、含溴、过氧化物、戊二醛、乙醇等消毒剂卫生标准(GB 26366～26373—2011)。

12.人间鼠疫疫区处理标准及原则(GB 15978—1995)。

行业规范(部分)

1.医疗机构消毒技术规范(WS/T 367—2012)。

2.医院隔离技术规范(WS/T 31—2009)。

3.医院感染监测规范(WS/T 312—2009)。

4.医务人员手卫生规范(WS/T 313—2009)。

5.医院空气净化管理规范(WS/T 368—2012)。

6.医院消毒供应中心管理规范(WS 310.1—2016)。

7.医院消毒供应中心清洗消毒及灭菌技术操作规范(WS 3102—2016)。

8.医院消毒供应中心清洗消毒及灭菌效果监测标准(WS 3103—2016)。

9.地震灾区预防性消毒卫生要求(WS/T 481—2015)。

10.消毒专业名词术语(WS/T 466—2014)。

11.重症监护病房医院感染预防与控制规范(WS/T 509—2016)。

12.病区医院感染管理规范(WS/T 510—2016)。

13.经空气传播疾病医院感染预防与控制规范(WS/T 511—2016)。

14.医疗机构环境表面清洁与消毒管理规范(WS/T 512—2016)。

护士条例(部分)

为了维护护士的合法权益,规范护理行为,促进护理事业发展,保障医疗安全和人体健康,《护士条例》于 2008 年 5 月 12 日起施行。

其中第三章《权利和义务》的第十三条规定,护士执业必须有获得与其所从事的护理工作相适应的卫生防护、医疗保健服务的权利。从事直接接触有毒有害物质、有感染传染病危险工作的护士,有依照有关法律、行政法规的规定接受职业健康监护的权利;患职业病的,有依照有关法律、行政法规的规定获得赔偿的权利。

该法律中第四章《医疗卫生机构的职责》的第二十二条规定,医疗卫生机构应当为护士提供卫生防护用品,并采取有效的卫生防护措施和医疗保健措施。对在艰苦边远地区工作,或者从事直接接触有毒有害物质、有感染传染病危险工作的护士,所在医疗卫生机构应当按照国家有关规定给予津贴。

该法律的出台更加强调了医院管理部门需要对护士职业防护相关政策、设施、教育等,采取一定的支持措施,以保证临床护理人员在一个较高水平的职业安全环境中工作。

医疗废弃物管理条例(部分)

　　《医疗废弃物管理条例》是为加强医疗废弃物的安全管理,防止疾病传播,保护环境,保障人体健康,根据《中华人民共和国传染病防治法》和《中华人民共和国固体废物污染环境防治法》制订。经2003年6月4日国务院第十次常务会议通过。由国务院于2003年6月16日发布并实施。

　　(2003年6月16日中华人民共和国国务院令第380号公布,根据2011年1月8日《国务院关于废止和修改部分行政法规的决定》修订)。

　　医疗废弃物,是指医疗卫生机构在医疗、预防、保健以及其他相关活动中产生的具有直接或者间接感染性、毒性以及其他危害性的废物。医疗卫生机构和医疗废物集中处置单位,应当建立、健全医疗废物管理责任制,其法定代表人为第一责任人,切实履行职责,防止因医疗废物导致传染病传播和环境污染事故。

　　1.临床护士职业防护医疗卫生机构和医疗废物集中处置单位,应当制订与医疗废物安全处置有关的规章制度和在发生意外事故时的应急方案。2.设置监控部门或者专(兼)职人员,负责检查、督促、落实本单位医疗废物的管理工作。对本单位从事医疗废物收集、运送、贮存、处置等工作的人员和管理人员,进行相关法律和专业技术、安全防护以及紧急处理等知识的培训。3.应当采取有效的职业卫生防护措施,为从事医疗废物收集、运送、贮存、处置等工作的人员和管理人员,配备必要的防护用品,定期进行健康检查;必要时,对有关人员进行免疫接种,防止其受到健康损害。4.应当依照《中华人民共和国固体废物污染环境防治法》的规定,执行危险废物转移联单管理制度,并对医疗废物进行登记,登记内容应当包括医疗废物的来源、种类、重量或者数量、交接时间、处置方法、最终去向以及经办人签名等项目。登记资料至少保存3年。

　　医疗卫生机构和医疗废物集中处置单位,应当采取有效措施,防止医疗废物流失、泄漏、扩散。发生医疗废物流失、泄漏、扩散时,医疗卫生机构和医疗废物集中处置单位应当采取减少危害的紧急处理措施,对致病患者提供医疗救护和现场救援;同时向所在地的县级人民政府卫生行政主管部门、环境保护行政主管部门报告,并向可能受到危害的单位和居民通报。

消毒管理办法(部分)

《消毒管理办法》是国家卫生部颁发的管理医疗卫生机构消毒管理的相关法律,于 2001 年 12 月 29 日通过修订,自 2002 年 7 月 1 日起施行。该法律要求医疗卫生机构应当建立消毒管理组织,制订消毒管理制度,执行国家有关规范、标准和规定,定期开展消毒与灭菌效果检测工作。

1. 医疗卫生机构工作人员应当接受消毒技术临床护士职业防护培训,掌握消毒知识,并按规定严格执行消毒隔离制度。

2. 医疗卫生机构使用的进入人体组织或无菌器官的医疗用品必须达到灭菌要求。各种注射、穿刺、采血器具应当一人一用一灭菌。凡接触皮肤、黏膜的器械和用品必须达到消毒要求。

3. 医疗卫生机构使用的一次性使用医疗用品用后应当及时进行无害化处理。

4. 医疗卫生机构的环境、物品应当符合国家有关规范、标准和规定。排放废弃的污水、污物应当按照国家有关规定进行无害化处理。运送传染病患者及其污染物品的车辆、工具必须随时进行消毒处理。

5. 医疗卫生机构发生感染性疾病暴发、流行时,应当及时报告当地卫生行政部门,并采取有效消毒措施。

6. 消毒服务机构应当符合以下要求。

①具备符合国家有关规范、标准和规定的消毒与灭菌设备。

②其消毒与灭菌工艺流程和工作环境必须符合卫生要求。

③具有能对消毒与灭菌效果进行检测的人员和条件,建立自检制度。

④用环氧乙烷和电离辐射的方法进行消毒与灭菌的,其安全与环境保护等方面的要求按国家有关规定执行。

⑤从事用环氧乙烷和电离辐射进行消毒服务的人员必须经过省级卫生行政部门的专业技术培训,以其他消毒方法进行消毒服务的人员必须经过设区的市(地)级以上卫生行政部门组织的专业技术培训,取得相应资格证书后方可上岗工作。

医院感染管理规范（部分）

　　为加强医院感染管理,有效预防和控制医院感染,提高医疗机构护士职业防护相关法律、法规与制度质量,保证医疗安全。卫生部颁发《医院感染管理规范》,自 2006 年 9 月 1 日起实施。原 2000 年 11 月 30 日颁布的《医院感染管理规范（试行）》同时废止。该法规规定,医院感染管理是各级卫生行政部门、医疗机构及医护人员针对诊疗活动中存在的医院感染、医源性感染及相关的危险因素进行的预防、诊断和控制活动。医院感染管理委员会由医院感染管理部门、医务部门、护理部门、临床科室、消毒供应室、手术室、临床检验部门、药事管理部门、设备管理部门、后勤管理部门及其他有关部门的主要负责人组成,主任委员由医院院长或者主管医疗工作的副院长担任。医院感染管理部门、分管部门及医院感染管理专(兼)职人员具体负责医院感染预防与控制方面的管理和业务工作。

　　主要职责是:

　　(1)对有关预防和控制医院感染管理规章制度的落实情况进行检查和指导;

　　(2)对医院感染及其相关危险因素进行监测、分析和反馈,针对问题提出控制措施并指导实施;

　　(3)对医院感染发生状况进行调查、统计分析,并向医院感染管理委员会或者医疗机构负责人报告;

　　(4)对医院的清洁、消毒灭菌与隔离、无菌操作技术、医疗废物管理等工作提供指导;

　　(5)对传染病的医院感染控制工作提供指导;临床护士职业防护;

　　(6)对医护人员有关预防医院感染的职业卫生安全防护工作提供指导;

　　(7)对医院感染暴发事件进行报告和调查分析,提出整治措施并协调、组织有关部门进行处理;

　　(8)对医护人员进行预防和控制医院感染的培训工作;

(9)参与抗菌药物临床应用的管理工作；

(10)对消毒药械和一次性使用医疗器械、器具的相关证明进行审核；

(11)组织开展医院感染预防与控制方面的科研工作；

(12)完成医院感染管理委员会或者医疗机构负责人交办的其他工作。

医疗机构经调查证实发生以下情形时，应当于12h内向所在地的县级地方人民政府卫生行政部门报告，并同时向所在地疾病预防控制机构报告。所在地的县级地方人民政府卫生行政部门确认后，应当于24h内逐级上报至省级人民政府卫生行政部门。省级人民政府卫生行政部门审核后，应当在24h内上报至卫生部：①5例以上医院感染暴发；②由于医院感染暴发直接导致患者死亡；③由于医院感染暴发导致3人以上人身损害后果。

医务人员艾滋病病毒职业暴露防护工作
指导原则（试行）

第一章　总　则

第一条　为维护医务人员的职业安全，有效预防医务人员在工作中发生职业暴露感染艾滋病病毒，制订本指导原则。

第二条　本指导原则所称艾滋病病毒职业暴露是指医务人员从事诊疗、护理等工作过程中意外被艾滋病病毒感染者或者艾滋病病人的血液、体液污染了皮肤或者黏膜，或者被含有艾滋病病毒的血液、体液污染了的针头及其他锐器刺破皮肤，有可能被艾滋病病毒感染的情况。

第三条　各级各类医疗卫生机构应当按照本指导原则的规定，加强医务人员预防与控制艾滋病病毒感染的防护工作。

第二章　预　防

第四条　医务人员预防艾滋病病毒感染的防护措施应当遵照标准预防原则，对所有病人的血液、体液及被血液、体液污染的物品均视为具有传染性的病源物质，医务人员接触这些物质时，必须采取防护措施。

第五条　医务人员接触病源物质时，应当采取以下防护措施：

（一）医务人员进行有可能接触病人血液、体液的诊疗和护理操作时必须戴手套，操作完毕，脱去手套后立即洗手，必要时进行手消毒。

（二）在诊疗、护理操作过程中，有可能发生血液、体液飞溅到医务人员的面部时，医务人员应当戴手套、具有防渗透性能的口罩、防护眼镜；有可能发生血液、体液大面积飞溅或者有可能污染医务人员的身体时，还应当穿戴具有防渗透性能的隔离衣或者围裙。

(三)医务人员手部皮肤发生破损,在进行有可能接触病人血液、体液的诊疗和护理操作时必须戴双层手套。

第六条 医务人员在进行侵袭性诊疗、护理操作过程中,要保证充足的光线,并特别注意防止被针头、缝合针、刀片等锐器刺伤或者划伤。

第七条 使用后的锐器应当直接放入耐刺、防渗漏的利器盒,或者利用针头处理设备进行安全处置,也可以使用具有安全性能的注射器、输液器等医用锐器,以防刺伤。

禁止将使用后的一次性针头重新套上针头套。禁止用手直接接触使用后的针头、刀片等锐器。

第三章 发生职业暴露后的处理措施

第八条 医务人员发生艾滋病病毒职业暴露后,应当立即实施以下局部处理措施:

(一)用肥皂液和流动水清洗污染的皮肤,用生理盐水冲洗黏膜。

(二)如有伤口,应当在伤口旁端轻轻挤压,尽可能挤出损伤处的血液,再用肥皂液和流动水进行冲洗;禁止进行伤口的局部挤压。

(三)受伤部位的伤口冲洗后,应当用消毒液,如:75%乙醇或者0.5%碘伏进行消毒,并包扎伤口;被暴露的黏膜,应当反复用生理盐水冲洗干净。

第九条 医务人员发生艾滋病病毒职业暴露后,医疗卫生机构应当对其暴露的级别和暴露源的病毒载量水平进行评估和确定。

第十条 艾滋病病毒职业暴露级别分为三级。

发生以下情形时,确定为一级暴露:

(一)暴露源为体液、血液或者含有体液、血液的医疗器械、物品;

(二)暴露类型为暴露源沾染了有损伤的皮肤或者黏膜,暴露量小且暴露时间较短。

发生以下情形时,确定为二级暴露:

(一)暴露源为体液、血液或者含有体液、血液的医疗器械、物品;

(二)暴露类型为暴露源沾染了有损伤的皮肤或者黏膜,暴露量大且暴露时间较长;或者暴露类型为暴露源刺伤或者割伤皮肤,但损伤程度较轻,为表皮擦伤或者针刺伤。

发生以下情形时,确定为三级暴露:

(一)暴露源为体液、血液或者含有体液、血液的医疗器械、物品;

(二)暴露类型为暴露源刺伤或者割伤皮肤,但损伤程度较重,为深部伤口或者割伤物有明显可见的血液。

第十一条　暴露源的病毒载量水平分为轻度、重度和暴露源不明三种类型。

经检验,暴露源为艾滋病病毒阳性,但滴度低、艾滋病病毒感染者无临床症状、CD4 计数正常者,为轻度类型。

经检验,暴露源为艾滋病病毒阳性,但滴度高、艾滋病病毒感染者有临床症状、CD4 计数低者,为重度类型。

不能确定暴露源是否为艾滋病病毒阳性者,为暴露源不明型。

第十二条　医疗卫生机构应当根据暴露级别和暴露源病毒载量水平对发生艾滋病病毒职业暴露的医务人员实施预防性用药方案。

第十三条　预防性用药方案分为基本用药程序和强化用药程序。基本用药程序为两种逆转录酶制剂,使用常规治疗剂量,连续使用 28d。强化用药程序是在基本用药程序的基础上,同时增加一种蛋白酶抑制剂,使用常规治疗剂量,连续使用 28d。

预防性用药应当在发生艾滋病病毒职业暴露后尽早开始,最好在 4h 内实施,最迟不得超过 24h;即使超过 24h,也应当实施预防性用药。

发生一级暴露且暴露源的病毒载量水平为轻度时,可以不使用预防性用药;发生一级暴露且暴露源的病毒载量水平为重度或者发生二级暴露且暴露源的病毒载量水平为轻度时,使用基本用药程序。

发生二级暴露且暴露源的病毒载量水平为重度或者发生三级暴露且暴露源的病毒载量水平为轻度或者重度时,使用强化用药程序。

暴露源的病毒载量水平不明时,可以使用基本用药程序。

第十四条　医务人员发生艾滋病病毒职业暴露后,医疗卫生机构应当给予随访和咨询。随访和咨询的内容包括:在暴露后的第 4 周、第 8 周、第 12 周及 6 个月时对艾滋病病毒抗体进行检测,对服用药物的毒性进行监控和处理,观察和记录艾滋病病毒感染的早期症状等。

第四章　登记和报告

第十五条　医疗卫生机构应当对艾滋病病毒职业暴露情况进行登记，登记的内容包括：艾滋病病毒职业暴露发生的时间、地点及经过；暴露方式；暴露的具体部位及损伤程度；暴露源种类和含有艾滋病病毒的情况；处理方法及处理经过，是否实施预防性用药、首次用药时间、药物毒副作用及用药的依从性情况；定期检测及随访情况。

第十六条　医疗卫生机构每半年应当将本单位发生艾滋病病毒职业暴露情况进行汇总，逐级上报至省级疾病预防控制中心，省级疾病预防控制中心汇总后上报中国疾病预防控制中心。

第五章　附　则

第十七条　本指导原则所称医疗卫生机构指依照《医疗机构管理条例》的规定取得《医疗机构执业许可证》的机构及疾病预防控制机构、采供血机构。

公安、司法等有关部门在发生艾滋病病毒职业暴露后的处理方面，可以参照本指导原则。

第十八条　本指导原则所称体液包括羊水、心包液、胸腔液、腹腔液、脑脊液、滑液、阴道分泌物等人体物质。

第十九条　本指导原则自 2004 年 6 月 1 日起实施。

中国医院协会患者安全目标(2022 版)

【目标一】正确识别患者身份

【目标二】确保用药与用血安全

【目标三】强化围手术期安全管理

【目标四】预防和减少医院相关性感染

【目标五】加强有效沟通

【目标六】防范与减少意外伤害

【目标七】提升导管安全

【目标八】加强医务人员职业安全与健康管理

【目标九】加强孕产妇及新生儿安全

【目标十】加强医学装备及医院信息安全管理

知识链接

体外膜肺氧合

体外膜肺氧合(Extracorporeal Membrane Oxygenation, ECMO)俗称"人工肺", 主要用于对重症心肺功能衰竭患者提供持续的体外呼吸与循环, 以维持患者生命。

"新冠"抗疫期间, ECMO(体外膜肺氧合)在医院临床使用成功救治重症新冠肺炎患者, 并被纳入国家卫健委发布的新型冠状病毒肺炎诊疗方案, 被誉为

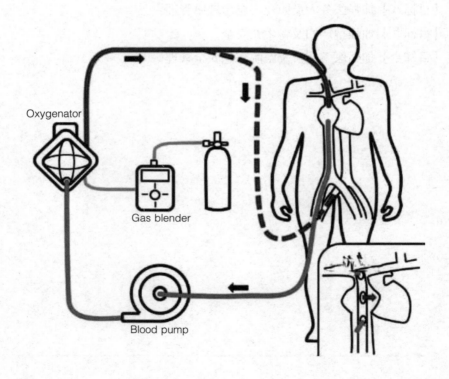

"救命神器"。

1.简介

体外膜肺氧合(ECMO)的核心部分是膜肺(人工肺)和血泵(人工心脏),可以对重症心肺功能衰竭患者进行长时间心肺支持,为危重症的抢救赢得宝贵的时间。

2.发展历史

ECMO 的历史最早可以追溯到半个世纪以前。世界第一例体外循环心脏外科手术。1953 年,美国医生吉本成功为一名患者实施房间隔缺损修复术。手术的关键在于使用了吉本所设计发明的一个机器,短时间替代患者的心肺功能,辅助血液供氧,实现体外循环运转 45min。这是最早的人工心肺机。

1960 ~ 1970 年膜式氧合器出现,1965 ~ 1975 年抗凝控制技术完善,延长了心肺转流技术在临床中的持续使用时间。膜式氧合器以半透膜将患者血液和含氧气体分开,保护了红细胞、血小板,有利于 ECMO 较长时间安全运行。

经历了 60 多年的技术沿革,ECMO 才发展成熟。随着工艺与设备的不断进步,ECMO 取得突破,开始大面积推广。随着医疗技术、材料技术、机械技术的不断发展,ECMO 的支持时间不断延长,广泛应用于临床危重急救。

中国直到 2002 年,才首次使用 ECMO 救治了一名急性暴发性心肌炎患者(由中山市人民医院实施),成为中国内地最早一例真正意义上的 ECMO 支持病例。此后,越来越多的危重症患者从中获益,尤其是在 H1N1 流感、H7N9 禽流感的救治中发挥了巨大作用,适应症逐渐扩展到各种大手术的术中护航。

2017 年 6 月,中国医师协会体外生命支持专业委员会正式成立,开始在全国开展体外生命支持组织(ELSO)规范调查,了解全国 ECMO 现状。这一年,中国的 ECMO 有了飞跃式发展,全国共计有 233 家 ECMO 中心,到了 2018 年,中国 ECMO 中心数量增至 260 家、辅助例数 3923 例,中国 ECMO 应用情况领先全球平均水平。

2022 年,由清华大学机械工程系与精准医学研究院、北京清华长庚医院联合研发的体外膜肺氧合器,成功小批量试制样机,并顺利完成动物预实验。

3.基本结构

ECMO 主要包括血管内插管、连接管、动力泵(人工心脏)、氧合器(人工肺)、供氧管、监测系统等部分。

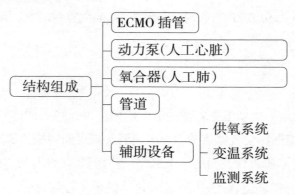

4.基本原理

ECMO 是心肺系统重症治疗的一种设备,原理是将体内的静脉血引出体外,经过特殊材质人工心肺旁路氧合后注入患者动脉或静脉系统, 起到部分心肺替

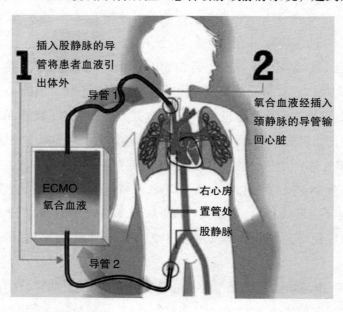

代作用,维持人体脏器组织氧合血供。可以简单理解为,ECMO 是改良版的人工心肺机,人工心肺机主要用于手术室,而 ECMO 用于 ICU。ECMO 主要用于对重症心肺功能衰竭患者提供持续的体外呼吸与循环,以维持患者生命。《新冠肺炎诊疗方案(第六版)》建议,对常规治疗不佳的重型、危重型病例可采用 ECMO 进行挽救治疗。

5.临床应用

体外膜肺氧合主要适用范围:

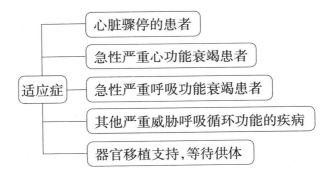

6.总结

新冠肺炎疫情期间,国内的定点医院每天都有数台 ECMO 机器在同时运转。根据统计,自疫情发生以来,中国已经进口的 ECMO 设备已经超过 100 台。但即使如此,也无法满足对 ECMO 的需求。而且,ECMO 的运行成本也非常高,民间常用"机器一响,黄金万两"的说法来形容 ECMO 技术的使用。ECMO 开机启动费用包括耗材费用、人员费用以及附属的检测、药品、设备更换等费用,起价大约在 5 万元到几十万元不等。因此整个长期的治疗过程下来,即便是在发达国家,使用 ECMO 治疗的项目费也大多在 10 万美元以上。在此次疫情中,中国政府承担治疗新冠肺炎的所有医疗费用,在尊重医学规律的前提下,政府希望尽最大的努力使用 ECMO 装置与死神赛跑。

ECMO 是利器,但却不是神器,ECMO 的并发症也非常多,如出血或栓塞,且与死亡率的增高显著相关。因此,使用 ECMO 是有非常明确的适应症和禁忌症的,往往是多种治疗无效时才使用的"最后一招"。

要点提示

1. 医院感染的预防控制是医院管理中的一项重要工作。在本教材学习中,重点应掌握"医院感染"的基本含义,了解医院感染发生的主要原因及预防和控制的措施。

2. 清洁、消毒、灭菌、无菌技术和隔离是 WHO 提出的有效控制医院感染的关键措施,这些措施贯穿于护理活动的全过程。通过本教材学习,熟练掌握无菌技术操作原则和隔离原则,深刻理解这两项原则的重要性,并能在操作过程中自觉遵守。

3. 本教材护理技能操作的重点是无菌技术基本操作和隔离技术操作。通过练习,熟练掌握无菌技术和隔离技术的操作要点,并能灵活应用到各项护理技能操作中。

4. 在进行无菌技术操作和隔离技术操作的训练过程中,应逐渐形成严格的无菌观念和隔离意识,养成严谨、慎独的工作态度。

参考文献

[1]余剑珍,张美琴.基本护理技术.上海:复旦大学出版社,2010.85-108.

[2]张美琴.护理学基础.上海:上海交通大学出版社,2011.183-230.

[3]李玲,蒙雅萍.护理学基础.北京:人民卫生出版社,2014.109-139.

[4]戴宝珍.余剑珍.临床护理教程.上海:复旦大学出版社2003.50-53.

[5]张美琴.中高职贯通《护理》专业课程标准汇编.护理学基础.2017.51-65.

[6]李晓松.基础护理技术.北京:人民卫生出版社,2011.66-104.

[7]巫向前.护理技能操作指南.北京:人民卫生出版社,2007.7-9.

[8]张连辉,邓翠珍.基础护理学.4版.北京:人民卫生出版社,2019.70-110.

[9]新型冠状病毒肺炎诊疗方案(试行第九版).

[10]李小寒,尚少梅.基础护理学.6版.北京:人民卫生出版社,2019.27-81.

[11]新冠病毒疫苗接种禁忌和注意事项指引(第三版).

[12]新冠病毒抗原检测应用方案(试行).

[13]新冠病毒疫苗接种技术指南(第一版).

[14]医疗废物分类目录(2021年版).

[15]区域新型冠状病毒核酸检测组织实施指南(第三版).

[16]新型冠状病毒肺炎防控方案(第八版).